扫码观看
常用穴位取穴视频

超简单穴位
速查速用

查炜 / 主编

U0260429

江苏凤凰科学技术出版社 · 南京

图书在版编目（CIP）数据

超简单穴位速查速用 / 查炜主编 . -- 南京 : 江苏
凤凰科学技术出版社 , 2024.9. -- ISBN 978-7-5713
-4447-4

Ⅰ . R245.9

中国国家版本馆 CIP 数据核字第 20240V0C16 号

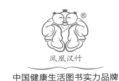

中国健康生活图书实力品牌

超简单穴位速查速用

主　　　编	查　炜
全 书 设 计	汉　竹
责 任 编 辑	刘玉锋　赵　呈
特 邀 编 辑	张　瑜　郭　博　杨　梦
责 任 设 计	蒋佳佳
责 任 校 对	仲　敏
责 任 监 制	刘文洋

出 版 发 行	江苏凤凰科学技术出版社
出版社地址	南京市湖南路1号 A 楼，邮编 : 210009
出版社网址	http://www.pspress.cn
印　　　刷	南京新世纪联盟印务有限公司

开　　　本	720 mm × 1 000 mm　1/16
印　　　张	12
字　　　数	240 000
版　　　次	2024年9月第1版
印　　　次	2024年9月第1次印刷

标 准 书 号	ISBN 978-7-5713-4447-4
定　　　价	39.80元

图书如有印装质量问题，可向我社印务部调换。

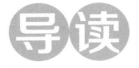
导读

在中华五千年的悠久历史中，中医以其独特的理论体系和实践经验，为人类健康事业作出了巨大贡献。而在中医的众多领域中，穴位学无疑是一颗璀璨的明珠，是中医针灸、按摩、拔罐等疗法的重要基石。

本书详细介绍了十四经脉中的重点穴位。按摩、针灸、刮痧、拔罐作为我国流传千年的保健养生方法和常见病疗法，在不同穴位上有着不同的操作技巧和禁忌。一个穴位的多种应用所产生的不同疗效，也是穴位组合的形成前提，这些穴位组合在漫长岁月中，经历了反复验证，对常见病的疗愈效果是人们有目共睹的。

上班族的颈椎问题、换季时的流行性感冒、老年人的血压问题、婴幼儿的高发疾病……这些被大多数人所熟知的病症，都有高效又简单的穴位方与之对应。本书对数十个常见病症的有效穴位组合做出了详细的介绍，同时，每个穴位都配有独立的位置示意图，进一步降低了技法实操时的难度，可以充分满足读者对穴位的速查速用要求。

特别感谢北京中日友好医院针灸科副主任医师为本书拍摄取穴示范视频！

人体自带应急穴

牙疼难忍——合谷

　　合谷是手阳明大肠经上的原穴，按摩合谷能够疏通经络，促进气血流通，缓解疼痛。具有镇静止痛、通经活络、清热解表的功效，能够缓解牙齿疼痛等不适症状。

鼻炎犯了——迎香

　　迎香是手阳明大肠经的重要穴位，具有疏散风热、通利鼻窍的功效，是治疗鼻部疾患的要穴。按揉迎香可以促进鼻腔及周围的气血流通，有助于缓解鼻腔黏膜的炎症，缓解鼻腔内充血和水肿的问题，从而改善鼻腔环境，缓解鼻炎症状。

手脚麻木——太冲

　　太冲是足厥阴肝经的原穴，肝主筋，筋能约束骨骼，联络关节，维持正常的屈伸运动。当肝经气血淤滞不通时，筋失所养，容易出现肌肉麻木、屈伸不利等症状。按摩太冲可以疏肝理气、活血通络，改善肝经气血不通的情况，从而缓解手脚麻木的症状。

心口疼痛——内关

　　内关是手厥阴心包经的络穴，通于阴维脉，按摩内关可以刺激心包经，提高心脏功能，改善心脏供血，辅助治疗心脏的相关疾病，对心血管系统有着非常好的调理作用。

突发胃痛——足三里

　　足三里是足阳明胃经的合穴，具有生发胃气、健脾和胃的功效。按揉足三里可以缓解因脾湿过重而引起的腹胀、腹痛等不适症状，还可以舒缓胃部肌肉的紧张状态，缓解胃痉挛，进而减轻胃痛，对于饮食不节、暴饮暴食等引起的胃部不适症状也能起到一定的改善作用。

经期疼痛——三阴交

　　三阴交是足太阴脾经的常用穴位，与肝、脾、肾三脏关系密切，具有活血调经、益气健脾、培补肝肾的功效。按揉三阴交可以促进下肢及盆腔的血液循环，有助于缓解因气血不畅引起的经期疼痛，还可以调节内分泌，对于因内分泌失调引起的经期疼痛也有一定的缓解作用。

目录

第一章 掌握好技巧，取穴又快又准

第二章 巧用保健穴，调畅全身气血

第三章 巧用穴位，缓解常见病

第四章　不同人群，日常保健穴位方

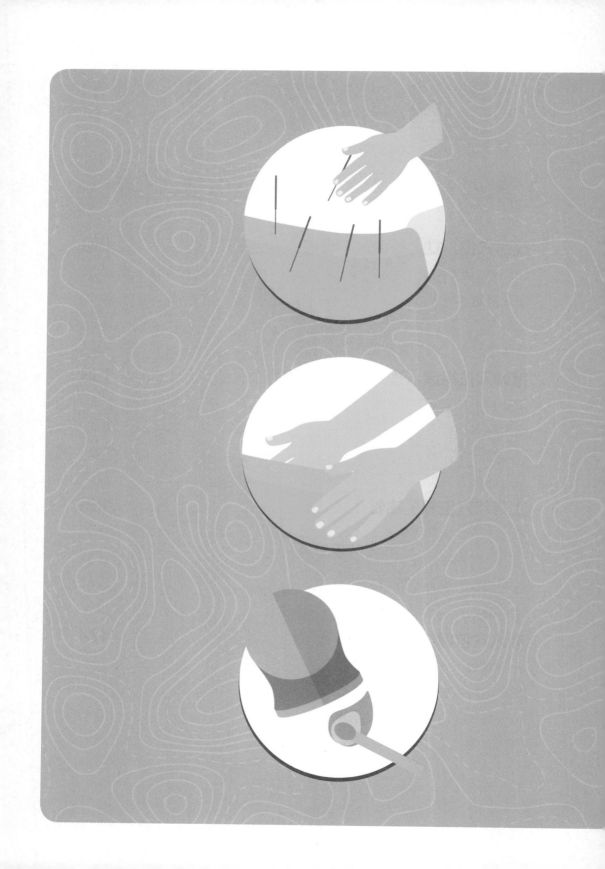

第一章

掌握好技巧，取穴又快又准

无论是针灸、按摩、拔罐，还是其他的中医传统疗法，在进一步学习之前，都要上一节『通识课』，通过这节课，你会了解到穴位是什么、穴位怎么找，自此，所有中医传统疗法的学习都有了根基，而这也正是本章的目的。

了解经络和穴位

　　经络包括经脉和络脉两部分。经脉是纵行的干线，络脉是由经脉分出网络全身各个部位的分支。经络在人体中发挥着运行气血、联络沟通、防御外邪等作用。

　　穴位，又称"气穴""气府""腧穴"，是人体脏腑经络之气输注于体表的部位，人体中有数百个穴位，分别归属不同经脉，而每条经脉又各自隶属于某一脏腑，这也就赋予了穴位辅助治疗疾病的功能。

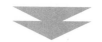

经络是气血运行的通道

　　经络是经脉与络脉的总称，其中经脉包括十二经脉、奇经八脉、十二经别、十二经筋和十二皮部。络脉则包括十五络脉和难以计数的孙络、浮络等。经脉和络脉虽有区别，但两者紧密相连，经络彼此连接、相互联系，将人体的四肢百骸、五脏六腑联络起来，共同构成人体的经络系统。它们与相应脏腑相络属，并沟通表里、调和气血阴阳，使人体各个部分的功能保持协调和平衡。

　　经络与气血运行的关系非常密切，气血通过经络系统输送到全身各个组织和脏器，使组织得到气血的温养和濡润，维持正常的生理功能。经络能够运行气血，使营卫之气密布周身，营气行于脉内，卫气行于脉外，对内调和脏腑，对外防御外邪侵入。气血在经络中有序运行，保证人体的正常运作。

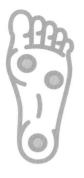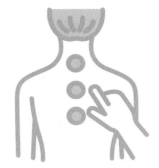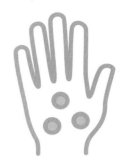

穴位是气血运行的开关

如果说经络是气血运行、传输的通道，是一条条线，那么穴位就是气血停留、汇聚所形成的一个个点。人体器官的疾患，通常都会通过其相对应的穴位在一定程度上有所反映和提示。例如，背部心俞、肺俞处若发生剧烈疼痛，则往往提示胸腔内的器官可能存在相关的疾病。

穴位被认为是气血运行的开关，因为它们是经络上的重要节点，能够调节气血的流动，继而调节身体各部位的功能。

穴位能够感应外界的刺激，并调节经络中的气血流动。当气血在经络中流动时，会遇到穴位这个"关口"，如果穴位通畅，气血就能够顺利通过；如果穴位堵塞，气血就会受阻，导致身体出现各种不适症状。

利用好穴位可以预防和辅助治疗各种疾病。按摩、刮痧、针灸等中医疗法就是通过刺激穴位来调节气血流动，从而达到调理身体和辅助治疗疾病的目的。

因此，穴位被认为是气血运行的开关，通过刺激穴位可以调节气血的流动，促进气血运行，从而帮助人们远离疾病，保持身体健康。

简单、有效的穴位使用方法

按摩

按摩是通过特定手法作用于人体体表的经络、穴位和特定部位，以调节机体的生理、病理状况，从而达到缓解病情的目的。

手法在按摩疗法中起着重要的作用。通过采用规范、熟练、恰当的手法，将操作的方向、频率的快慢、用力的轻重、手法刺激的性质与治疗的部位、穴位以及患者的病情、体质相结合进行运用，就能更好地发挥出按摩通调脏腑、疏通经络、调和气血等作用。

按摩手法大致可分为 6 个大类，在此基础上又有诸多分支，我们只需要了解常用的几种按摩手法即可。

摩法

手指或手掌在皮肤上做回旋性摩动，称为摩法。其中用指面摩动的为指摩法，用掌面摩动的为掌摩法。

推法

手指或手掌贴紧皮肤，以按而送之的按摩方法直线推动。动作不宜过快、过猛，撤手时动作宜缓如抽丝。

揉法

手指指腹在施术部位揉动为指揉法；手掌大鱼际或掌根在施术部位揉动为掌揉法。

拿法

拇指与食指、中指相对，捏住施术部位，逐渐合力内收，并做上提动作，过程中应避免突然用力或过度上提。

按法

手指或手掌着力于施术部位，做垂直按压，停留片刻，然后慢慢松开，重复按压和松开的动作。动作要平稳，不可用力过猛或突然用力。

常用按摩手法

点法

拇指指端着力于施术部位持续点压为指点法；用肘尖着力于施术部位，通过上半身的重力，进行持续点压为肘点法。

针灸

针灸是针法和灸法的合称，在临床中互为补充，以加强疗效。二者均是通过刺激人体特定的穴位，利用特殊手法调整营卫气血，以达到温通经脉、调和气血、扶正祛邪的目的。针灸理论认为，人体内部器官和组织通过经络系统连接，刺激经络上的穴位可以调整身体的气血运行，从而治疗疾病。

针法

针刺治疗的主要针具是毫针，毫针刺法是一种使用毫针刺激人体穴位的治疗方法，通过运用捻转、提插等手法来刺激穴位，以达到治疗疾病的目的。持针法、进针法、行针法、补泻法、留针法、出针法等针刺方法，是针灸疗法中的重要内容。

毫针在操作时，双手可分为刺手和押手。刺手为持针的手，作用是掌握针具。押手为按压穴位的手，作用是固定体表，减轻进针时的疼痛感。

根据"盛则泻之，虚则补之"的治疗原则，针法分为补、泻两种针刺方法。一般针刺的运用原则是：虚证用补法，实证用泻法。针下有气的为实，针下无气的为虚。通过考察病情的缓急，决定补泻的先后顺序。根据气的虚实，决定留针或出针。

并非所有人都适合针刺，以下情况需格外注意：皮肤有破损、感染、瘢痕或长有肿瘤的部位不适宜进行针刺；凝血机制障碍患者，不适宜进行针刺治疗；心脏装有支架或起搏器的患者，在针刺的时候要降低刺激量；3个月以内的孕妇，下腹部腧穴不宜针刺；3个月以上的孕妇，腹部、腰骶部腧穴以及可能引起子宫收缩的腧穴也不宜针刺；重要脏器附近应谨慎施针。

灸法

灸法是以艾绒作为主要材料，点燃后针对体表特定的部位、穴位进行烧、灼、熏熨，给人体以温热刺激，达到温通经络、益气活血、防治疾病效果的外治法，是针灸学的重要组成部分。

艾灸工具较多，古代针灸著作中的灸法大多用的是艾炷；现代临床中常用的是艾条；进行较大面积的灸治时，需要用温灸器。

灸法的补泻亦需根据辨证施治的原则，虚证用补法，实证用泻法。取补法时，无需以口吹艾火，让其自然燃尽为止，以补其虚；取泻法时，应当快速吹艾火至燃尽，使艾火的热力迅速透达穴位深层，以泻邪气。

由于灸法主要是靠灸火直接或间接地在体表施以适当的温热刺激以起到防治疾病和保健的作用，故除瘢痕灸外，一般以患者感觉灸处局部皮肤及皮下温热或稍有灼痛感为度，温热刺激可直达深层，经久不消，或可出现循经感传现象。

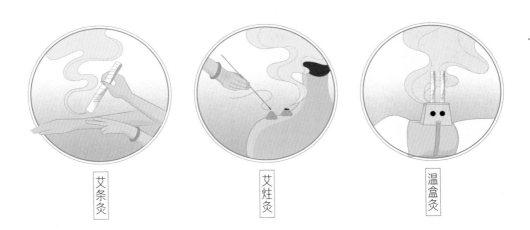

艾条灸　　　　　艾炷灸　　　　　温盒灸

刮痧

　　刮痧是中国传统自然疗法，是中医养生方法之一，刮痧时需要用到刮痧板和刮痧油，以特定的手法在体表上反复刮动，皮肤受到摩擦后，会出现红色粟粒状或暗红色出血点等"出痧"变化，在这个过程中可实现活血透痧的效果。

　　刮痧具有简单方便、廉价高效的特点，在临床中应用广泛，十分适合家庭保健。配合针灸、拔罐、点刺放血等疗法的应用，可以加强活血化瘀、驱邪排毒的效果，减轻感冒、中暑、恶心、呕吐、头昏脑涨、胸闷、腹痛、腹泻、晕车、晕船、晕机等症状。

　　刮痧的手法十分重要。补法对应轻刮法，泻法对应重刮法。在刮痧过程中，需注意方向，应由上向下，由内向外，进行单一方向的刮拭，同时要尽可能拉长刮拭距离，以更好地促进血液循环。每个施术部位一般刮 20~30 次，局部刮痧时长一般为 5~10 分钟。不易出痧或出痧少的部位不可强行出痧。

　　刮痧虽然操作简单、功效显著，但并不是所有人都适合刮痧。心脑血管疾病患者、皮肤过敏者、白血病患者、过敏性紫癜患者、血小板减少症患者、癌症患者、皮肤病患者（皮损局部），以及孕妇和经期女性都不适合刮痧。即使是健康人群，也不能连续刮痧，一定要给身体一个恢复期，等上次刮痧的痕迹消失后再进行第二次刮痧。

拔罐

　　拔罐一般以杯罐为工具，利用燃烧、抽气等方法排去罐内空气，产生负压，使之吸附于施术部位，产生刺激，让施术部位的皮肤充血，从而疏通经络、通畅气血、消肿止痛、调节阴阳平衡，以达到防治疾病的目的。

　　拔罐后，通过观察施术部位的颜色，可以了解拔罐者的身体情况：如罐印发紫伴有斑块，一般表示有寒凝血淤之症；罐印表面有纹络且微痒，一般表示风邪和湿症；罐印鲜红而艳，一般表示阴虚、气阴两虚或阴虚火旺。

　　拔罐与针灸的不同之处在于它并不针对某一穴位施术，而是强调点、线、面结合，结合中医的寒、热、虚、实辨证，选择一些经络循行或经气聚积的部位施术，因此临床上常常将其与针灸结合，作为补充治疗的手段。

如何快速找准穴位

对穴位进行刺激时，要想达到预期的良好效果，取穴一定要准确。下面这几种常见的取穴方法，不仅方便易行，而且准确度高。以此为依据，可以让你轻松找准穴位。

体表解剖标志定位法

体表解剖标志定位法以体表解剖学的各种体表标志为依据来确定穴位，可分为固定标志和活动标志两种。

固定标志： 指各部位由骨骼和肌肉所形成的突起、凹陷及五官轮廓、发际、指（趾）甲、乳头、脐窝等可作为取穴标志。如两眉间取印堂，两乳头间取膻中。

活动标志： 指各部位的关节、肌腱、肌肉、皮肤在活动过程中出现的空隙、凹陷、皱纹、尖端等可作为取穴标志。如屈肘时在肘横纹外侧端凹陷处取曲池，张口时在耳屏与下颌关节之间的凹陷处取听宫。

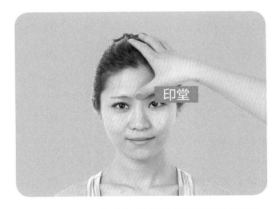

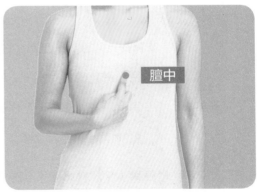

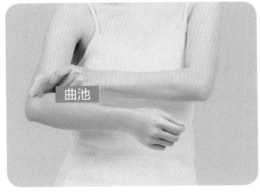

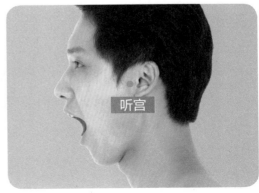

"骨度"折量定位法

"骨度"折量定位法是以体表骨节为主要标志，规定其长短，并依其比例折算作为定穴的标准。这一定穴方法，男女、老少、高矮、胖瘦都适用，从而解决了在不同人身上定穴的难题。

部位	起止点	骨度（寸）	度量
头面部	前发际正中至后发际正中	12	直寸
	眉间（印堂）至前发际正中	3	直寸
	前额两发角（头维）之间	9	横寸
	耳后两乳突（完骨）之间	9	横寸
胸腹胁部	胸骨上窝（天突）至剑胸结合中点（歧骨）	9	直寸
	剑胸结合中点（歧骨）至脐中（神阙）	8	直寸
	脐中（神阙）至耻骨联合上缘（曲骨）	5	直寸
	两乳头之间	8	横寸
	腋窝顶点（腋下）至第 11 肋游离端（章门）	12	直寸
背腰部	两肩胛骨喙突内侧缘（近脊柱侧）之间	12	横寸
	两肩胛骨内缘（近脊柱侧）至后正中线	3	横寸
上肢部	腋前、后纹头至肘横纹（平尺骨鹰嘴）	9	直寸
	肘横纹（平尺骨鹰嘴）至腕掌（背）侧远端横纹	12	直寸
下肢部	耻骨联合上缘至髌底	18	直寸
	胫骨内侧髁下方（阴陵泉）至内踝尖	13	直寸
	股骨大转子（髀枢）至腘横纹	19	直寸
	臀横纹（臀沟）至腘横纹	14	直寸
	腘横纹至外踝尖	16	直寸
	内踝尖至足底	3	直寸

"指寸"定位法

"指寸"定位法是一种简易的取穴方法，即依照被取穴者本人手指的长度和宽度为标准来取穴。

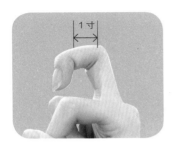

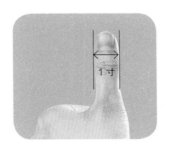

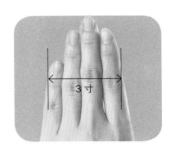

中指同身寸：以中指中节屈曲时内侧两端纹头之间的距离长度为1寸。

拇指同身寸：以拇指指关节的横向最宽处宽度为1寸。

横指同身寸：将食指、中指、无名指、小指并拢，以中指中节横纹的外展宽度为标准，四指的宽度为3寸。

简便取穴法

简便取穴法是临床上常用的一种简便易行的取穴方法，虽然不适用于所有穴位，但是操作方法简单，容易记忆。

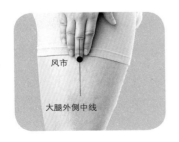

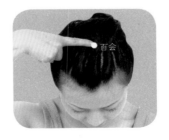

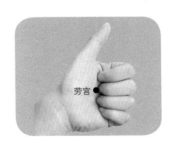

风市：直立垂手，手指并拢伸直，中指尖处即是。

百会：两耳尖连线与头正中线相交处，按压有凹陷处即是。

劳宫：握拳屈指，中指指尖所指掌心处即是。

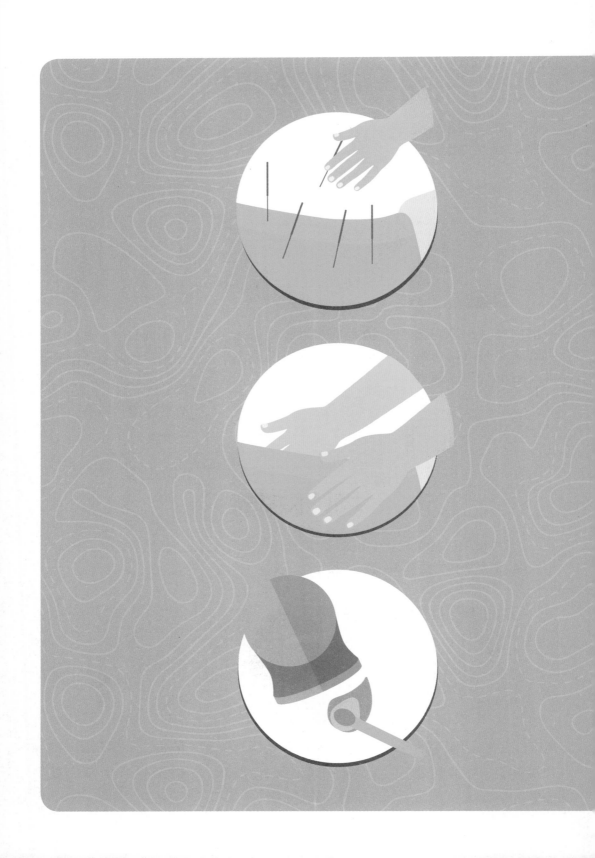

第二章

巧用保健穴，调畅全身气血

十二经脉、奇经八脉遍布我们的全身，起到沟通内外、联络脏腑、调畅气血的重要作用。本章精选了经络中常用的重要穴位进行介绍，日常加以刺激，有助于全身的保健，从而防病于未然。

手太阴肺经

手太阴肺经是十二经脉循行的起始经脉，与呼吸系统功能密切相关，同时它还关系到胃和大肠的健康，在调节体内津液的分布上扮演着重要角色。

肺经和胃、大肠、咽喉、肺等有联系，肺经异常会出现以下问题。

● **经络症：** 肺经循行部位出现肿痛、麻木、酸胀等异常感觉，一般出现在锁骨上窝、上臂、前臂内侧上缘。

● **脏腑症：** 肺脏异常会出现咳嗽、气喘、气短、胸部胀痛等症状。又因肺与口鼻相通，所以可能也会出现鼻塞、打喷嚏、流鼻涕等症状。

● **情志病：** 肺气虚时，容易伤心、心理压力大；肺气过盛时，则会脾气暴躁。

肺经常用穴位

中府、列缺、少商、尺泽等是肺经常用的穴位，对身体有很好的保健作用，可用按摩、针灸等手法进行刺激。

● **皮肤病：** 皮肤需要肺经经气充养，肺经异常可能导致皮肤出现过敏性皮炎、色斑、面色暗沉等症状。

肺经循行路线

手太阴肺经起于中焦，向下联络大肠，回绕过来循胃口，向上穿过横膈，属于肺脏，从气管、喉咙部横出至腋下，沿上臂内侧，行于心经和心包经前，下至肘窝中，沿前臂内侧前缘进入寸口，经过鱼际，并沿着鱼际的边缘到达拇指指端。分支从手腕的后方分出，沿掌背侧走向食指桡侧，出其末端，接大肠经。

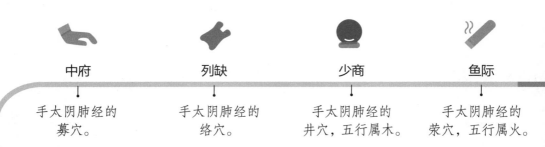

中府	列缺	少商	鱼际
手太阴肺经的募穴。	手太阴肺经的络穴。	手太阴肺经的井穴，五行属木。	手太阴肺经的荥穴，五行属火。

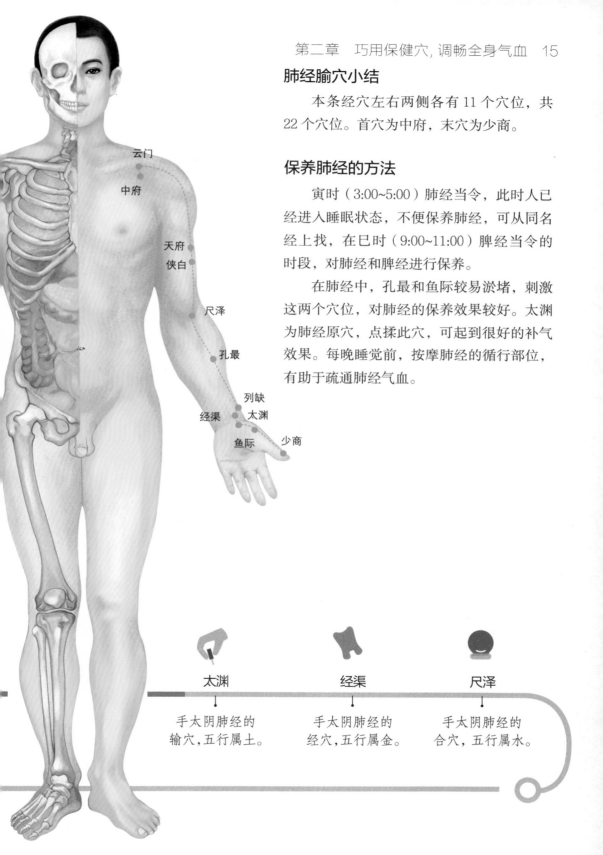

肺经腧穴小结

本条经穴左右两侧各有 11 个穴位，共 22 个穴位。首穴为中府，末穴为少商。

保养肺经的方法

寅时（3:00~5:00）肺经当令，此时人已经进入睡眠状态，不便保养肺经，可从同名经上找，在巳时（9:00~11:00）脾经当令的时段，对肺经和脾经进行保养。

在肺经中，孔最和鱼际较易淤堵，刺激这两个穴位，对肺经的保养效果较好。太渊为肺经原穴，点揉此穴，可起到很好的补气效果。每晚睡觉前，按摩肺经的循行部位，有助于疏通肺经气血。

云门

中府

天府

侠白

尺泽

孔最

列缺

经渠　太渊

鱼际　少商

太渊

手太阴肺经的输穴，五行属土。

经渠

手太阴肺经的经穴，五行属金。

尺泽

手太阴肺经的合穴，五行属水。

中府

功效：肃降肺气、和胃降逆

主治：肺炎、哮喘、支气管扩张、
　　　胸痛

精准定位： 在胸部，横平第1肋间隙，锁骨下窝外侧，前正中线旁开6寸。

快速取穴： 正立，锁骨外侧端下方有一凹陷，该处再向下1横指处即是。

一穴多用： ①针刺：向外斜刺0.5~0.8寸，局部酸胀，可向前胸放射。②按摩：用拇指按揉中府200次，有助于缓解哮喘。③艾灸：体虚、中气不足者，可用艾条温和灸10~15分钟。④刮痧：体质偏热者，从上向下刮拭3~5分钟，可清热。

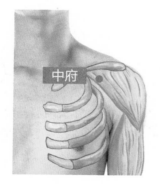

尺泽

功效：滋阴润肺、降逆止呕

主治：咳嗽、咽喉肿痛、过敏、湿疹、
　　　肘臂痉挛

精准定位： 在肘区，肘横纹上，肱二头肌腱桡侧缘凹陷中。

快速取穴： 找到肱二头肌腱，在其桡侧的肘横纹中取穴。

一穴多用： ①针刺：直刺0.5~0.8寸，局部酸胀，针感向前臂或手部放射。②按摩：用拇指按揉或弹拨尺泽，有助于防治咳嗽、过敏、湿疹等。③艾灸：肘痛、上肢痹痛，可用艾条温和灸10~15分钟。

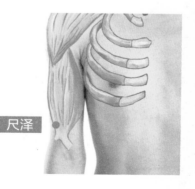

孔最

功效：肃降肺气、清咽利喉

主治：咯血、咽喉肿痛、肘臂痛、鼻出血

精准定位： 在前臂前区，腕掌侧远端横纹上 7 寸，尺泽与太渊连线上。

快速取穴： 手臂前伸，于腕掌侧远端横纹处定太渊，太渊上 7 寸即是。

一穴多用： ①针刺：直刺 0.5~0.8 寸，局部酸胀，可向前臂放射。②按摩：用拇指按揉或弹拨孔最，有助于防治肺部疾病。③艾灸：前臂冷痛，用艾条温和灸 10~15 分钟。④拔罐：前臂酸痛、头痛，用火罐留罐 5~10 分钟。⑤刮痧：针对发热无汗、头痛，可从上向下刮拭 3~5 分钟。

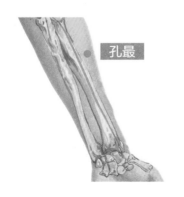

孔最

列缺

功效：解表散邪、宣肺理气

主治：咳嗽、气喘、偏头痛、落枕、正头痛、咽喉痛

精准定位： 在前臂，腕掌侧远端横纹上 1.5 寸，拇短伸肌腱与拇长展肌腱之间，拇长展肌腱沟的凹陷中。

快速取穴： 两手虎口相交，一手食指压在另一手桡骨茎突上，食指指尖点到处即是。

一穴多用： ①针刺：向上斜刺 0.2~0.3 寸，局部酸胀、沉重，可向肘、肩部放射。②按摩：用拇指按揉或弹拨列缺，有清肺热的作用。③艾灸：针对桡骨茎突腱鞘炎，可用艾条温和灸 10~15 分钟。

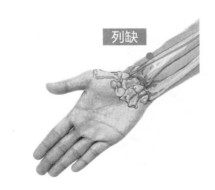

列缺

经渠

功效：补益肺气、止咳化痰

主治：咳嗽、气喘、牙痛、无脉症、
　　　咽喉肿痛

精准定位：在前臂前区，腕掌侧远端横纹上1寸，桡骨茎突与桡动脉之间。

快速取穴：伸手，掌心向内，用一手给另一手把脉，中指指端所在位置即是。

一穴多用：①针刺：直刺0.1~0.3寸，局部酸胀。②按摩：用拇指按揉或弹拨经渠，有助于防治肺部疾患。③艾灸：针对前臂冷痛，可用艾条温和灸10~15分钟。

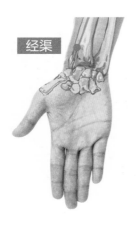

经渠

太渊

功效：补益肺气、止咳化痰

主治：脉管炎、肺炎、心动过速、
　　　神经性皮炎

精准定位：在腕前区，桡骨茎突与舟状骨之间，拇长展肌腱尺侧凹陷中。

快速取穴：掌心向内，腕横纹外侧摸到桡动脉，其外侧即是。

一穴多用：①针刺：直刺0.2~0.3寸，局部酸胀，针刺时应避开桡动脉进针。②按摩：用拇指按压片刻，然后松开，反复5~10次，可缓解手掌冷痛、麻木的症状。③艾灸：用艾条温和灸10~15分钟，可缓解咯血、胸满、乳房刺痛等。④刮痧：从下向上刮拭3~5分钟，可缓解便血、咯血、目赤、发热等。

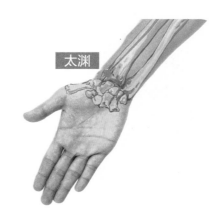

太渊

鱼际

功效：清热凉血、利咽止痛

主治：咳嗽、哮喘、咯血、发热、咽喉肿痛、失音、腹泻

精准定位：在手掌外侧，第1掌骨桡侧中点赤白肉际处。

快速取穴：手掌大鱼际隆起处外侧第1掌骨中点赤白肉际处即是。

一穴多用：①针刺：直刺0.3~0.5寸，局部麻胀。②按摩：用拇指指尖用力掐揉鱼际200次，可缓解咳嗽、身热、咽喉肿痛等。③艾灸：用艾条温和灸10~15分钟，可缓解牙痛。④刮痧：从手掌向手指刮拭3~5分钟，可缓解咳嗽、咯血、咽喉肿痛、身热、眩晕等。

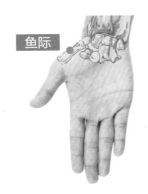

少商

功效：清热利咽、醒脑开窍

主治：咳嗽、咽喉肿痛、慢性咽炎、扁桃体炎、热病、感冒

精准定位：在手指，拇指末节桡侧，指甲根角侧上方0.1寸（指寸）。

快速取穴：将拇指伸直，沿拇指指甲桡侧缘和下缘各作一切线，两线交点处即是。

一穴多用：①针刺：浅刺0.1寸。②按摩：用拇指指尖用力掐揉少商200次，可缓解中暑、小儿惊风等。③艾灸：神志恍惚、言语错乱者，可用艾炷直接灸少商。④刺血：咽喉肿痛、咳嗽、气喘、中暑、惊风或热病明显者，可用三棱针点刺放血1~2毫升。⑤刮痧：从手指近端向远端刮拭3~5分钟，可缓解咳嗽、咯血、咽喉肿痛、身热等。

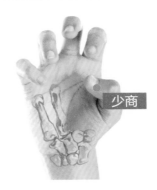

手阳明大肠经

手阳明大肠经和肺经的关系非常密切，它是肺和大肠的保护者。同时，大肠经对淋巴系统有自然保护功能，经常刺激可增强人体免疫力，因此可以说大肠经是人体淋巴系统的"保护神"。

大肠经和口、下齿、鼻等有联系，大肠经异常会出现以下问题。

● **经络症：** 食指、手背、上肢、后肩等经络循行部位出现疼痛和酸、胀、麻等不舒服的感觉。

● **脏腑症：** 肠鸣、腹痛、便秘、泄泻、脱肛等。大肠气绝则泄泻无度，大便失禁。

● **头面五官病：** 眼睛发黄、干涩、口发干，流鼻涕，鼻出血，牙龈肿痛，咽喉肿痛等一系列症状。

● **亢进热证时症状：** 便秘、腹胀、腹痛、头痛、前臂疼痛、手指痛、体热、口干等。

● **衰弱寒证时症状：** 便溏、腹泻、腹痛、晕眩、上肢无力、手足发冷等。

大肠经循行路线

手阳明大肠经起于食指末端，沿食指桡侧缘，经过第1、2掌骨之间，上行至腕后两筋之间，沿前臂桡侧进入肘外侧，再沿上臂外侧前缘上行至肩部，出肩部前缘，向上交会于大椎，下入缺盆部，络于肺，通过横膈，属于大肠。颈部支脉从缺盆部上行至颈部，通过面颊，进入下齿，又经口角过上唇，交会于人中，左边的经脉走向右侧，右边的经脉走向左侧，上夹对侧鼻旁，接胃经。

大肠经常用穴位

合谷、商阳、曲池等是大肠经常用的穴位，对身体有很好的保健作用，可用按摩、针灸等手法进行刺激。

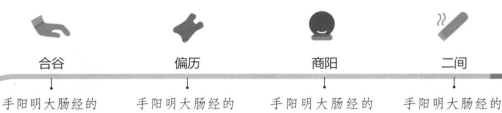

合谷	偏历	商阳	二间
手阳明大肠经的原穴。	手阳明大肠经的络穴。	手阳明大肠经的井穴，五行属金。	手阳明大肠经的荥穴，五行属水。

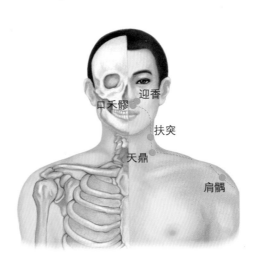

大肠经腧穴小结

　　本条经穴左右两侧各有 20 个穴位，共 40 个穴位。首穴为商阳，末穴为迎香。

保养大肠经的方法

　　卯时（5:00~7:00）大肠经当令，大肠蠕动速度加快，宜养成清晨排便的习惯。此时可用刮痧、按摩等方法沿着大肠经刺激经络，尤其是二间、曲池、合谷等穴位，每天 1 次，有助于清除体内的热毒。

迎香
巨骨
肩髃
臂臑
手五里
肘髎
曲池
上廉
手三里
下廉
温溜
偏历
阳溪
合谷
三间
二间
商阳

口禾髎
迎香
扶突
天鼎
肩髃

三间

手阳明大肠经的输穴，五行属木。

阳溪

手阳明大肠经的经穴，五行属火。

曲池

手阳明大肠经的合穴，五行属土。

商阳

功效：泻热消肿、开窍醒神

主治：咽喉肿痛、昏厥、扁桃体炎、便秘、呕吐

精准定位：在手指，食指末节桡侧，指甲根角侧上方 0.1 寸（指寸）。

快速取穴：食指末节指甲根角，靠拇指侧的位置。

一穴多用：①针刺：直刺 0.1~0.2 寸，局部胀痛。②按摩：用拇指指尖用力掐揉商阳 200 次，可缓解咽喉肿痛、中暑等。③艾灸：用艾条温和灸 10~15 分钟，可缓解下牙痛、耳鸣等。④刮痧：从手指近端向远端刮拭 3~5 分钟，可缓解咽喉肿痛、肩颈痛、身热等。

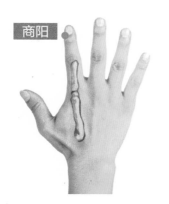

二间

功效：解表清热、通利咽喉

主治：牙痛、咽喉肿痛、鼻出血、目痛、腹胀

精准定位：在手指，第 2 掌指关节桡侧远端赤白肉际处。

快速取穴：握拳，第 2 掌指关节前缘，靠大拇指侧，触之有凹陷处即是。

一穴多用：①针刺：直刺 0.2~0.3 寸，局部胀痛。②按摩：用拇指按揉二间 200 次，有助于防治咽部及眼部疾病。③艾灸：用艾条温和灸 10~15 分钟，可缓解咽喉肿痛、湿疹等。

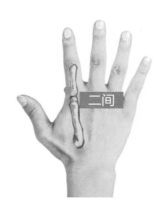

合谷

功效：清热解表、镇静安神

主治：外感发热、头痛目眩、鼻塞、牙痛、便秘、月经不调

精准定位： 在手背，第 2 掌骨桡侧的中点处。

快速取穴： 右手拇指、食指张开呈 90°，左手拇指指间关节横纹压在右手虎口上，指尖点到处即是。

一穴多用： ①针刺：直刺 0.5~0.8 寸，刺激不宜过强，孕妇禁刺。②按摩：用拇指指尖用力掐揉合谷，有助于缓解急性腹痛、头痛等。③艾灸：用艾条温和灸 10~15 分钟，可缓解头痛、目赤肿痛等。

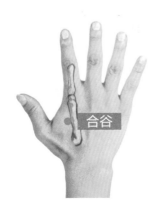

阳溪

功效：清热安神、明目利咽

主治：头痛、耳鸣、耳聋、牙痛、目赤肿痛

精准定位： 在腕区，腕背侧远端横纹桡侧，桡骨茎突远端，即"鼻烟窝"凹陷中。

快速取穴： 手掌侧放，拇指伸直向上翘起，腕背桡侧有一凹陷处即是。

一穴多用： ①针刺：直刺 0.3~0.5 寸，局部有酸胀感。②按摩：用拇指按揉阳溪 200 次，有助于防治咽部及口腔疾病。③艾灸：用艾条温和灸 10~15 分钟，可缓解牙痛、目赤肿痛、腰痛等。

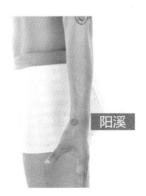

曲池

功效：疏经通络、散风止痒

主治：感冒、外感发热、手臂肿痛、
气喘、腹痛、咳嗽

精准定位：在肘区，尺泽与肱骨外上
髁连线的中点处。

快速取穴：屈肘成直角，在肘横纹外
侧端与肱骨外上髁连线中点处取穴。

一穴多用：①针刺：直刺 0.5~1.2 寸，
局部酸胀，可放射至肩部或手指。
②按摩：用拇指按揉曲池 200 次，可
缓解肩臂、肘部疼痛。③艾灸：用艾
条温和灸 10~15 分钟，可缓解肘痛、
上肢痹痛等。④刮痧：从上向下刮拭
3~5 分钟，可缓解发热、咽喉肿痛、
便秘、头痛等。

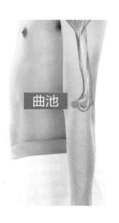

曲池

肩髃

功效：疏经通络、散风清热

主治：肩臂疼痛、肩痛、上肢不遂、
肩周炎

精准定位：在三角肌区，肩峰外侧缘
前端与肱骨大结节两骨间凹陷处。

快速取穴：正坐，屈肘抬臂，用食指
按压肩尖下，肩前呈现凹陷处即是。

一穴多用：①针刺：直刺 0.5~0.8 寸。
②按摩：用拇指按揉肩髃 200 次，可
缓解肩臂疼痛。③艾灸：用艾条温和
灸 10~15 分钟，可缓解肩臂痹痛、
上肢不遂等。④拔罐：用火罐留罐
5~10 分钟，可缓解风热瘾疹、瘰疬、
肩臂疼痛等。⑤刮痧：从上向下刮拭
3~5 分钟，可缓解风热瘾疹。

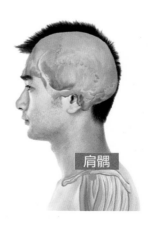

肩髃

口禾髎

功效：通利鼻窍

主治：鼻塞、流鼻涕、鼻出血、口歪

精准定位： 在面部，横平人中沟上 1/3 与下 2/3 交点处，鼻孔外缘直下。

快速取穴： 鼻孔外缘直下，平鼻唇沟上 1/3 处即是。

一穴多用： ①针刺：直刺 0.2~0.3 寸。②按摩：用食指或中指按揉口禾髎 200 次，有助于防治鼻部疾患。③艾灸：用艾条温和灸 10~15 分钟，可改善口眼歪斜。④刮痧：从上向下刮拭 3~5 分钟，可缓解咽喉肿痛、发热等。

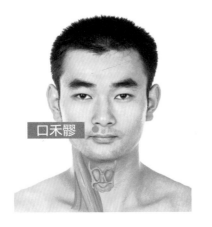

迎香

功效：散风清热、通利鼻窍

主治：鼻塞、过敏性鼻炎、鼻出血、面神经麻痹、黄褐斑、酒糟鼻

精准定位： 在面部，鼻翼外缘中点旁，鼻唇沟中。

快速取穴： 于鼻翼外缘中点的鼻唇沟中取穴。

一穴多用： ①针刺：向内上斜刺或平刺 0.2~0.4 寸。②按摩：用食指或中指按揉迎香，或向鼻根部搓揉 200 次，有助于防治鼻部疾患。③艾灸：用艾条温和灸 10~15 分钟，可改善口眼歪斜、鼻塞等。

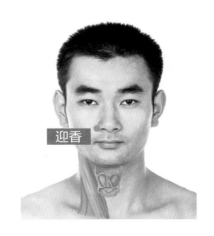

足阳明胃经

足阳明胃经属于胃，络于脾，和胃的关系最为密切，是一条对于消化系统非常重要的经络。

———

胃经和鼻、目、上齿、口唇、喉咙、乳房、胃等有联系，胃经异常会出现以下问题。

● **经络症：**高热、脖子肿、咽喉痛、牙痛、流鼻涕或流鼻血等病症。

● **脏腑症：**胃痛、胃胀、消化不良、呕吐、肠鸣、胃口全无、食欲不振等。

● **亢进热证时症状：**体热、腹胀、打嗝、便秘、胃痉挛性疼痛、胃酸过多、唇干裂等。

● **衰弱寒证时症状：**腹痛、腹泻、呕吐、消化不良、胃酸不足、下肢倦怠等。

胃经常用穴位

天枢、梁丘、足三里等是胃经常用的穴位，对身体有很好的保健作用，可用按摩、针灸等手法进行刺激。

胃经循行路线

足阳明胃经起于鼻翼两侧，旁入膀胱经，向下沿鼻外侧，进入上齿，复出绕过口角，相交于承浆处，再向后沿着下颌出大迎，经颊车，上行耳前，经颧弓上行，沿发际，到达前额。面部支脉从大迎前下走人迎，沿喉咙向下，入缺盆部，通过横膈，属于胃，联络脾脏。直行经脉从缺盆部向下，经乳中，夹脐旁，进入气冲。胃下口部支脉行走腹中，至气冲与直行经脉会合，下行到髀关，抵伏兔部，下至膝盖，沿胫骨前外侧，经脚背进入中趾内侧趾缝。胫部支脉从足三里分出，进入中趾外侧。脚背部支脉从脚背分出，进入足大趾，出足大趾末端，与脾经相接。

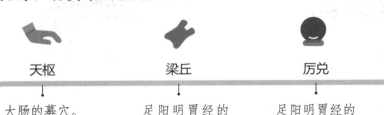

天枢	梁丘	厉兑	内庭
大肠的募穴。	足阳明胃经的郄穴。	足阳明胃经的井穴,五行属金。	足阳明胃经的荥穴,五行属水。

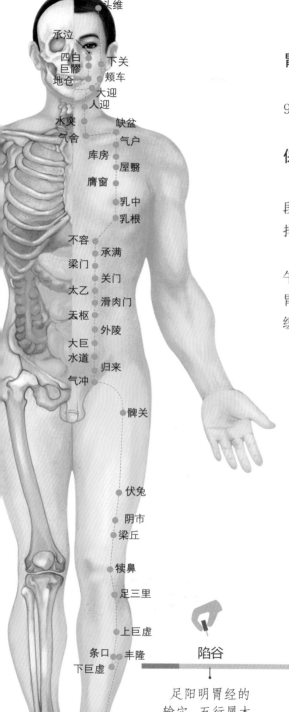

胃经腧穴小结

本条经穴左右两侧各有 45 个穴位，共 90 个穴位。首穴为承泣，末穴为厉兑。

保养胃经的方法

辰时（7:00~9:00）胃经最旺，在此时段吃早餐容易消化，吸收也好，早餐可安排温和养胃的食物。

胃经是一条从头走到脚的经络，辰时、午饭后 1 小时、睡前 1 小时，每天 3 次对胃经拍打、按压，每次 10 分钟左右，可以缓解不适，减轻疲惫感。

陷谷	解溪	足三里
足阳明胃经的输穴，五行属木。	足阳明胃经的经穴，五行属火。	足阳明胃经的合穴，五行属土。

承泣

功效：散风明目、清热消肿

主治：目赤肿痛、视力模糊、
　　　白内障、口眼歪斜

精准定位：在面部，眼球与眶下缘之间，瞳孔直下。

快速取穴：食指、中指伸直并拢，中指贴于鼻侧，下眼眶边缘食指指尖所指处即是。

一穴多用：①针刺：直刺 0.3~0.5 寸，左手推动眼球向上固定，右手持针沿眶下缘缓慢刺入。此法具有一定危险性，仅能由专业医生进行操作。②按摩：用食指或中指按揉承泣 200 次，有助于防治眼部疾患。

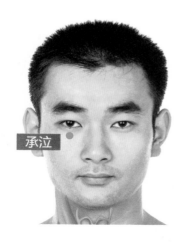

四白

功效：散风明目、舒筋活络

主治：近视、目赤痛痒、迎风流泪、
　　　白内障、面瘫

精准定位：在面部，眶下孔处。

快速取穴：食指、中指伸直并拢，中指贴于两侧鼻翼，食指指尖所按凹陷处即是。

一穴多用：①针刺：直刺 0.2~0.4 寸，局部酸胀。②按摩：用食指或中指按揉四白 200 次，有助于防治眼部疾患。

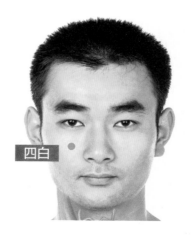

地仓

功效：散风止痛、舒筋活络

主治：口眼歪斜、牙痛、流涎

精准定位：在面部，口角旁开 0.4 寸（指寸）。

快速取穴：轻闭口，举两手，用食指指甲垂直下压唇角外侧两旁即是。

一穴多用：①针刺：直刺 0.2 寸，或向颊车方向平刺，局部胀痛。②按摩：用食指或中指按揉地仓 200 次，有助于缓解面瘫；或用指尖掐揉，有助于缓解面肌痉挛。③艾灸：用艾条温和灸 10~15 分钟，可改善口眼歪斜、牙痛、流涎等。

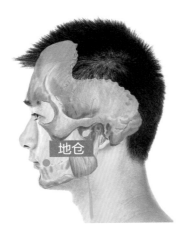

颊车

功效：散风清热、开关通络

主治：口眼歪斜、牙关紧闭、牙痛、面部痉挛

精准定位：在面部，下颌角前上方 1 横指。

快速取穴：上下牙关咬紧时，隆起的咬肌高点，放松时按之凹陷处即是。

一穴多用：①针刺：直刺 0.3~0.5 寸，或向地仓方向平刺，局部酸痛。②按摩：按揉颊车 200 次，有助于缓解面瘫、牙痛等。③艾灸：用艾条温和灸 10~15 分钟，可缓解牙痛、痄腮等。

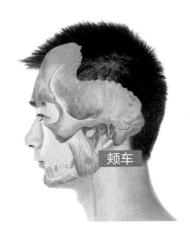

天枢

功效：疏调肠腑、理气化滞

主治：呕吐、腹胀、肠鸣、腹泻不止、
　　　痢疾、口腔溃疡、月经不调

精准定位： 在腹部，横平脐中，前
正中线旁开 2 寸。

快速取穴： 仰卧，肚脐旁开 2 横指，
按压有酸胀感处即是。

一穴多用： ①针刺：直刺 0.8~1.2 寸，
局部酸胀，针感向同侧腹部放射。
②按摩：用拇指按揉天枢 200 次，
可缓解腹痛、便秘等。③艾灸：用
艾条温和灸 10~15 分钟，可缓解泄
泻、痛经等。

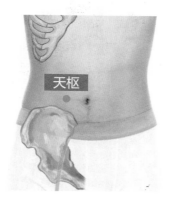

天枢

梁丘

功效：理气和胃、宁神定痛

主治：膝关节炎、膝胫痹痛、腹泻、
　　　胃痛、肠鸣

精准定位： 在股前区，髌底上 2 寸，
股外侧肌与股直肌肌腱之间。

快速取穴： 坐位，下肢用力蹬直，髌
骨外上缘上方凹陷正中处即是。

一穴多用： ①针刺：直刺 0.5~1.2 寸，
局部酸胀，可放射至膝关节。②按摩：
掐揉梁丘 200 次，可缓解腹痛。③艾
灸：用艾条温和灸 10~15 分钟，可缓
解下肢寒痹、胃寒、乳痈等。④拔罐：
用火罐留罐 5~10 分钟，可缓解腰腿
酸痛、胃痛等。

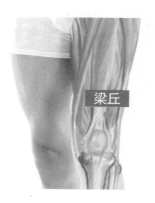

梁丘

足三里

功效：健脾化痰、和胃降逆

主治：胃痛、呕吐、便秘、鼻塞、
脾胃虚弱、贫血、手足怕冷

精准定位：在小腿外侧，犊鼻下3寸，犊鼻与解溪连线上。

快速取穴：站位弯腰，同侧手虎口围住髌骨上外缘，余四指向下，中指指尖处即是。

一穴多用：①针刺：直刺0.6~1.3寸，针感向下肢放射。②按摩：按揉足三里200次，可用于日常保健、调理虚证。③艾灸：用艾条温和灸10~15分钟，可补气培元，缓解脾胃病、下肢痹痛等。

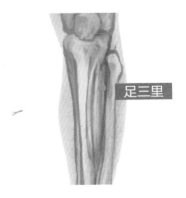

足三里

上巨虚

功效：理气和胃、通降肠腑

主治：胃肠炎、腹泻、便秘、腹胀、
高血压

精准定位：在小腿外侧，犊鼻下6寸，犊鼻与解溪连线上。

快速取穴：先找到足三里，向下4横指，凹陷处即是。

一穴多用：①针刺：直刺0.5~1.2寸，局部酸胀。②按摩：用拇指按揉上巨虚200次，可缓解腹痛、泄泻等。③艾灸：用艾条温和灸10~15分钟，可缓解寒湿泄泻。④刮痧：从上向下刮拭3~5分钟，可缓解肠痈、痢疾等。

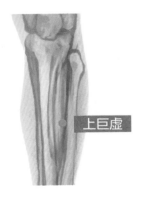

上巨虚

丰隆

功效：化痰定喘、宁心安神

主治：呕吐、便秘、水肿、头痛、眩晕、痰多

精准定位：在小腿外侧，外踝尖上 8 寸，胫骨前肌的外缘。

快速取穴：先找到条口，向外 1 横指，按压有沉重感处即是。

一穴多用：①针刺：直刺 0.5~1.2 寸，针感可传至足踝。②按摩：用拇指按揉丰隆 200 次，可缓解多种痰证。③艾灸：用艾条温和灸 10~15 分钟，可缓解咳嗽。④拔罐：用火罐留罐 5~10 分钟，可缓解下肢疼痛。

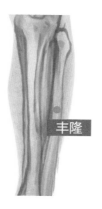

丰隆

解溪

功效：和胃降逆、宁神止惊

主治：面部浮肿、腹胀、下肢肿痛、头痛、眩晕、癫狂

精准定位：在踝区，踝关节前面中央凹陷中，踇长伸肌腱与趾长伸肌腱之间。

快速取穴：足背与小腿交界处的横纹中央凹陷处，足背两条肌腱之间即是。

一穴多用：①针刺：直刺 0.3~0.5 寸，局部有酸胀感，可放射至整个踝关节。②按摩：用拇指按揉解溪 200 次，有助于缓解足背疼痛。③艾灸：用艾条温和灸 10~15 分钟，可缓解头痛、腹胀等。④刮痧：从上向下刮拭 3~5 分钟，可缓解便秘、眩晕等。

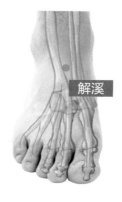

解溪

内庭

功效：清热泻火、通涤腑气

主治：腹痛、腹泻、牙痛、头面痛、
咽喉肿痛

精准定位： 在足背，第2、3趾间，趾蹼缘后方赤白肉际处。

快速取穴： 足背第2、3趾之间，皮肤颜色深浅交界处即是。

一穴多用： ①针刺：直刺或者斜刺0.2~0.4寸，局部酸胀。②按摩：用拇指按揉内庭200次，可缓解牙痛、腹痛等。③艾灸：用艾条温和灸10~15分钟，可缓解牙痛、鼻出血、咽喉肿痛等。④刮痧：从踝部向足尖方向刮拭3~5分钟，可缓解目赤肿痛、痢疾、失眠等。

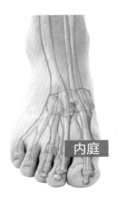

内庭

厉兑

功效：清泻胃火、镇静安神

主治：晕厥、呕吐、胃痛、水肿、
牙痛、足背肿痛

精准定位： 在足趾，第2趾末节外侧，趾甲根角侧旁开0.1寸（指寸）。

快速取穴： 足背第2趾趾甲外侧缘与趾甲下缘各作一切线，交点处即是。

一穴多用： ①针刺：浅刺0.1~0.2寸，局部胀痛。②按摩：用拇指指尖用力掐揉厉兑200次，可用于辅助治疗癫狂、梦魇等。③刺血：用三棱针点刺放血1~2毫升，可用于辅助治疗梦魇、失眠、疮疡等。④刮痧：从跖趾关节向足尖方向刮拭3~5分钟，可用于辅助治疗多梦、热病无汗等。

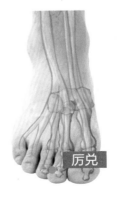

厉兑

足太阴脾经

足太阴脾经与脾胃的生理功能密切相关，对人体的消化吸收功能可起到一定的影响。脾统血，是值得所有人用一生关注的统血大经。

脾经和咽、舌等有联系，脾经异常会出现以下问题。

● **经络症**：足大趾内侧、脚内缘、小腿、膝盖、大腿内侧、腹股沟等经络循行部位出现发冷、酸、胀、麻、疼痛等不适感。

● **脏腑症**：全身乏力或者全身疼痛、胃痛、腹胀、大便溏稀、心胸烦闷、心窝下急痛等。

● **亢进热证时症状**：胁下胀痛、呕吐、膝关节疼痛、足大趾活动困难、失眠等。

● **衰弱寒证时症状**：消化不良、胃胀气、上腹部疼痛、呕吐、肢倦乏力、腿部静脉曲张、皮肤易受损伤等。

脾经循行路线

足太阴脾经起于足大趾内侧端，沿着大趾内侧赤白肉际，经过大趾本节后的第1跖趾关节后面，上行至踝关节内侧髁的前缘，再沿小腿内侧胫骨后缘上行，交出肝经前，再向上沿膝关节及股部内侧前缘，进入腹腔内，属于脾，络于胃，再向上穿过横膈，挟行咽部，连于舌根部，散于舌体之下。其支脉从胃分出，过横膈，流注于心中，接心经。

脾经常用穴位

公孙、地机、太白等是脾经常用的穴位，对身体有很好的保健作用，可用按摩、针灸等手法进行刺激。

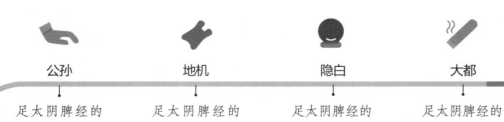

公孙	地机	隐白	大都
足太阴脾经的络穴。	足太阴脾经的郄穴。	足太阴脾经的井穴，五行属木。	足太阴脾经的荥穴，五行属火。

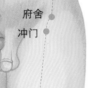

周荣
胸乡
天溪
食窦
腹哀
大横
腹结
府舍
冲门
箕门
血海
阴陵泉
地机
漏谷
三阴交
商丘
公孙
太白
大都
隐白

脾经腧穴小结

本条经穴左右两侧各有 21 个穴位,共 42 个穴位。首穴为隐白,末穴为大包。

保养脾经的方法

巳时(9:00~11:00)经脉气血循行流注至脾经,此时刺激脾经就是对脾最好的保养。

刺激脾经可以调节和维护脾的功能,最好沿着脾经按揉,查找皮下结节或压痛点,有针对性地进行按摩、艾灸或拍打。

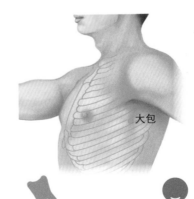

大包

太白

足太阴脾经的输穴,五行属土。

商丘

足太阴脾经的经穴,五行属金。

阴陵泉

足太阴脾经的合穴,五行属水。

隐白

功效：健脾宁神、调经摄血

主治：月经过多、崩漏、腹胀、便血、
　　　脑卒中、昏迷

精准定位： 在足趾，足大趾末节内侧，
趾甲根角侧后方 0.1 寸（指寸）。

快速取穴： 足大趾趾甲内侧缘与下缘
各作一切线，交点处即是。

一穴多用： ①针刺：浅刺 0.1 寸，局
部胀痛。②按摩：用拇指掐揉隐白
200 次，可用于辅助治疗癫狂、梦魇等。
③艾灸：用艾条温和灸 10~15 分钟，
可缓解呕吐、流涎、下肢寒痹等。

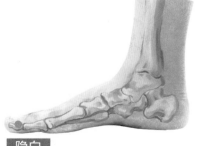

隐白

太白

功效：健脾化湿、理气和胃

主治：脾胃虚弱、胃痛、腹胀、
　　　腰痛、肠鸣

精准定位： 在跖区，第 1 跖趾关节后
下方赤白肉际凹陷中。

快速取穴： 足大趾与足掌所构成的关
节，后下方掌背交界线凹陷处即是。

一穴多用： ①针刺：直刺 0.5~0.8 寸，
局部酸胀。②按摩：用拇指指尖用力
掐揉太白 200 次，可缓解胃痛、腹胀
等。③艾灸：用艾条温和灸 10~15 分
钟，可缓解寒湿泄泻、完谷不化等。

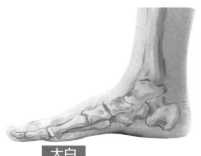

太白

公孙

功效：和胃止痛、健脾化湿

主治：呕吐、腹痛、胃痛、失眠、
　　　小儿腹泻、小儿厌食

精准定位： 在跖区，第 1 跖骨底的前下缘赤白肉际处。

快速取穴： 足大趾与足掌所构成的关节内侧，弓形骨后端下缘凹陷处即是。

一穴多用： ①针刺：直刺 0.5~0.8 寸，深刺可透涌泉，局部酸胀，可放射至整个足底。②按摩：用拇指指尖用力按揉公孙 200 次，可缓解腹痛。③艾灸：用艾条温和灸 10~15 分钟，可缓解胃痛、呕吐、水肿等。

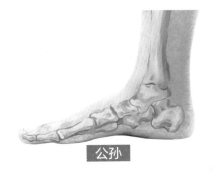

公孙

商丘

功效：肃降肺气、健脾化湿

主治：腹胀、肠鸣、痔疮、足踝痛、
　　　两足无力

精准定位： 在踝区，内踝前下方，舟骨粗隆与内踝尖连线中点的凹陷中。

快速取穴： 内踝尖前下方凹陷处即是。

一穴多用： ①针刺：直刺 0.3~0.5 寸，局部酸胀。②按摩：用拇指指尖用力掐揉商丘 200 次，可缓解踝部疼痛。③艾灸：用艾条温和灸 10~15 分钟，可缓解肠鸣、泄泻、便秘等。

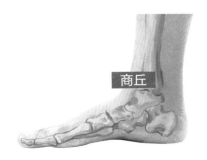

商丘

三阴交

功效：健脾利湿、活血止痛

主治：痛经、月经不调、小便不利、脾胃虚弱、腹泻、胃痛

精准定位：在小腿内侧，内踝尖上 3 寸，胫骨内侧缘后际。

快速取穴：正坐或仰卧，胫骨内侧面后缘，内踝尖向上 4 横指处即是。

一穴多用：①针刺：直刺 0.5~1.0 寸，局部酸胀。孕妇禁刺。②按摩：用拇指按揉三阴交 200 次，可缓解腹痛、泄泻、月经不调等。③艾灸：用艾条温和灸 10~15 分钟，可缓解痛经、疝气、水肿等。④拔罐：用火罐留罐 5~10 分钟，可缓解下肢疼痛。

地机

功效：调经止痛、健脾渗湿

主治：遗精、糖尿病、月经不调、腹胀、腹痛

精准定位：在小腿内侧，阴陵泉下 3 寸，胫骨内侧缘后际。

快速取穴：先找到阴陵泉，直下 4 横指处即是。

一穴多用：①针刺：直刺 0.5~0.8 寸，局部酸胀。②按摩：用拇指按揉地机 200 次，可缓解腹痛、泄泻等。③艾灸：用艾条温和灸 10~15 分钟，可改善痛经、水肿、小便不利等。④拔罐：用火罐留罐 5~10 分钟，可缓解下肢疼痛。

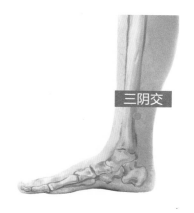

三阴交

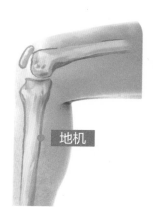

地机

阴陵泉

功效：调经止痛、健脾利湿

主治：腹痛、膝痛、水肿、遗尿、脑卒中、失眠

精准定位： 在小腿内侧，胫骨内侧髁下缘与胫骨内侧缘之间的凹陷中。

快速取穴： 食指沿小腿内侧骨内缘向上推，抵膝关节下，胫骨向内上弯曲，凹陷处即是。

一穴多用： ①针刺：直刺 0.5~1.2 寸，局部酸胀，可向下放射。②按摩：用拇指按揉阴陵泉 200 次，可缓解多种脾胃病。③艾灸：用艾条温和灸 10~15 分钟，可缓解痛经、水肿、小便不利等。④拔罐：用火罐留罐 5~10 分钟，可缓解下肢疼痛、膝痛等。⑤刮痧：从上向下刮拭 3~5 分钟，可用于辅助治疗暴泄。

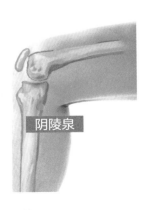

阴陵泉

血海

功效：调经统血、祛风止痒

主治：月经不调、痛经、膝关节痛、湿疹

精准定位： 在股前区，髌底内侧端上 2 寸，股内侧肌隆起处。

快速取穴： 屈膝 90°，手掌伏于膝盖骨上，拇指与四指成 45°，拇指指尖处即是。

一穴多用： ①针刺：直刺 0.5~0.8 寸，局部酸胀，可向髌部放射。②按摩：用拇指按揉血海 200 次，可缓解痛经、崩漏等。③艾灸：用艾条温和灸 10~15 分钟，可缓解膝痛、湿疹等。④拔罐：用火罐留罐 5~10 分钟，可缓解湿疹。⑤刮痧：从上向下刮拭 3~5 分钟，可缓解荨麻疹。

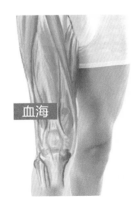

血海

手少阴心经

手少阴心经属心，络小肠，因此和心脏、小肠有密切的关系，心经不仅参与调节心脏的搏动与血脉的循行，还通过其络脉与小肠紧密相连，参与水液代谢的精细调控。

心经和心、小肠、肺等有联系，心经异常会出现以下问题。

● **经络症：** 失眠、多梦、易醒、难入睡、健忘、痴呆，心经循行部位疼痛、麻木、厥冷，血压不稳等。

● **脏腑症：** 心烦、心悸、胸闷、心痛等。

● **亢进热证时症状：** 心悸、口干、胸闷、气短、情绪低落、焦虑不安、内侧肩麻木、小指痛等。

● **衰弱寒证时症状：** 胸口沉闷、呼吸困难、面色苍白、肩与前臂疼痛、四肢沉重、晕眩。

心经循行路线

手少阴心经起始于心中，出属于心系脉络，向下贯穿横膈，联络小肠。其支脉从心系向上，挟行咽部，连于目系。直行经脉从心系上行至肺部，向外到达腋窝部，向下沿上臂内侧后缘循行，行于肺经与心包经的后面，下行至肘部，再沿前臂内侧后缘，至手掌后豌豆骨，进入掌中，沿小指桡侧出其末端，接小肠经。

心经常用穴位

通里、阴郄、少海等是心经常用的穴位，对身体有很好的保健作用，可用按摩、针灸等手法进行刺激。

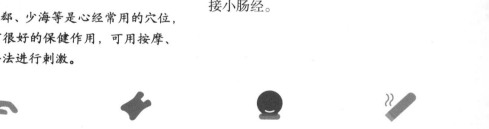

通里	阴郄	少冲	少府
手少阴心经的络穴。	手少阴心经的郄穴。	手少阴心经的井穴，五行属木。	手少阴心经的荥穴，五行属火。

心经腧穴小结

本条经穴左右两侧各有9个穴位，共18个穴位。首穴为极泉，末穴为少冲。

保养心经的方法

午时（11:00~13:00）是心经当令的时段，此时心经最旺，推动血液运行，宜养神、养气、养筋，不宜做剧烈运动。

如果在午时能睡上一段时间，对于养心大有好处，还可以帮助我们养足精神，以应对下午的学习和工作。午饭前可循按心经上的穴位，以感觉舒适为宜，每次3~5分钟即可。

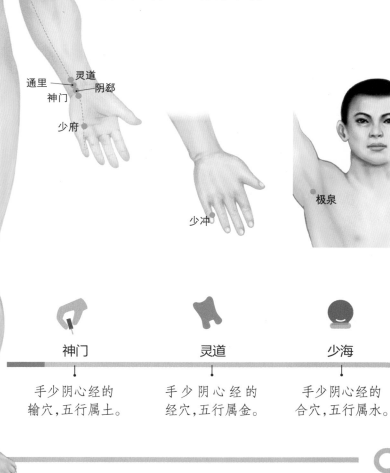

青灵
少海
通里　灵道
神门　阴郄
少府
少冲
极泉

神门	灵道	少海
手少阴心经的输穴，五行属土。	手少阴心经的经穴，五行属金。	手少阴心经的合穴，五行属水。

极泉

功效：宽胸理气、镇静安神

主治：冠心病、心痛、四肢不举、乳汁分泌不足

精准定位： 在腋区，腋窝中央，腋动脉搏动处。

快速取穴： 上臂外展，腋窝顶点可触摸到动脉搏动，按压有酸胀感处即是。

一穴多用： ①针刺：直刺 0.2~0.3 寸，针刺时注意避开腋动脉。②按摩：用拇指按压极泉片刻再松开，反复 5~10 次，可缓解上肢冷痛、麻木等。③艾灸：用艾条温和灸 10~15 分钟，可缓解上肢冷痛、心悸、气短等。④刮痧：从腋窝向上肢刮拭 3~5 分钟，可缓解心烦、干呕等。

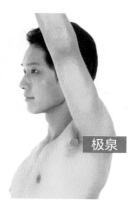

极泉

少海

功效：理气止痛、宁心安神

主治：心痛、牙痛、眼充血、鼻充血、肘臂挛痛

精准定位： 在肘前区，横平肘横纹，肱骨内上髁前缘。

快速取穴： 屈肘 90°，肘横纹内侧端凹陷处即是。

一穴多用： ①针刺：直刺 0.5~ 0.8 寸，局部酸胀，有麻电感向前臂放射。②按摩：用拇指按揉或弹拨少海 200 次，可缓解前臂麻木。③艾灸：用艾条温和灸 10~15 分钟，可缓解肱骨内上髁炎、心痛等。④刮痧：从上向下刮拭 3~5 分钟，可缓解心痛、健忘、手臂麻木、震颤等。

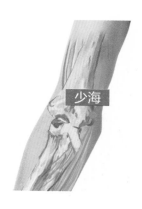

少海

灵道

功效：宽胸理气、宁心安神

主治：心脏疾病、胃痛、目赤肿痛、
癫痫

精准定位： 在前臂前区，腕掌侧远端
横纹上1.5寸，尺侧腕屈肌腱桡侧缘。

快速取穴： 先找到神门，再向上2
横指处即是。

一穴多用： ①针刺：直刺0.2~0.4寸，
局部酸胀，可向前臂及手指放射。
②按摩：用拇指按揉或弹拨灵道200
次，可缓解心痛、手麻等。③艾灸：
用艾条温和灸10~15分钟，可缓解心
痛、前臂冷痛等。④刮痧：从上向下
刮拭3~5分钟，可缓解心痛、干呕、
暴喑不能言等。

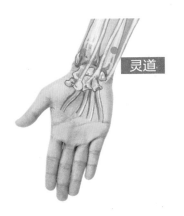

灵道

通里

功效：通利咽喉、理气止痛

主治：肘臂肿痛、扁桃体炎、头痛、
头昏、心悸

精准定位： 在前臂前区，腕掌侧远端
横纹上1寸，尺侧腕屈肌腱的桡侧缘。

快速取穴： 用力握拳，神门向上1横
指处即是。

一穴多用： ①针刺：直刺0.3~0.5寸，
局部酸胀。②按摩：用拇指按揉或弹
拨通里200次，可缓解前臂麻木、心
悸等。③艾灸：用艾条温和灸10~15
分钟，可缓解心痛、失眠、崩漏等。

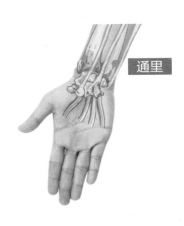

通里

阴郄

功效：宁心安神、凉血止汗

主治：胃痛、吐血、心痛、盗汗、失语

精准定位：在前臂前区，腕掌侧远端横纹上0.5寸，尺侧腕屈肌腱的桡侧缘。

快速取穴：用力握拳，神门向上半横指处即是。

一穴多用：①按摩：按揉或弹拨阴郄200次，可缓解前臂麻木、心悸等。②艾灸：用艾条温和灸10~15分钟，可缓解心痛。③刮痧：从上向下刮拭3~5分钟，可缓解骨蒸潮热、盗汗、惊悸等。

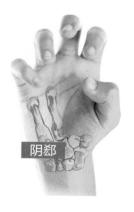

阴郄

神门

功效：补益心气、镇静安神

主治：心烦、失眠、痴呆、头痛、心悸、手臂疼痛、冠心病

精准定位：在腕前区，腕掌侧远端横纹尺侧端，尺侧腕屈肌腱的桡侧缘。

快速取穴：伸臂仰掌，腕掌侧横纹尺侧，肌腱的桡侧缘。

一穴多用：①按摩：用拇指按揉或弹拨神门200次，可缓解前臂麻木、失眠、健忘等。②艾灸：用艾条温和灸10~15分钟，可缓解失眠、健忘等。

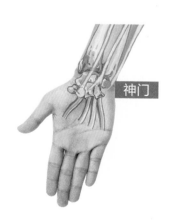

神门

少府

功效：清心宁神、通利小肠

主治：心悸、胸痛、手小指拘挛、臂神经痛

精准定位： 在手掌，横平第 5 掌指关节近端，第 4、5 掌骨之间。

快速取穴： 半握拳，小指切压掌心第 1 横纹上，小指指尖所指处即是。

一穴多用： ①针刺：直刺 0.3~0.5 寸，局部胀痛。②按摩：用拇指按揉或弹拨少府 200 次，可缓解手掌麻木、失眠、健忘等。③艾灸：用艾条温和灸 10~15 分钟，可缓解小便不利。④刮痧：从掌根向指尖刮拭 3~5 分钟，可缓解痈疡、阴痛、心烦等。

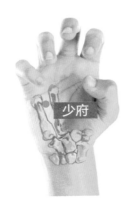

少冲

功效：清热息风、宁心安神

主治：癫狂、热病、目黄、胸痛

精准定位： 在手指，小指末节桡侧，指甲根角侧上方 0.1 寸（指寸）。

快速取穴： 伸小指，沿指甲底部与指甲桡侧引线交点处即是。

一穴多用： ①针刺：浅刺 0.1~0.2 寸，局部胀痛。②按摩：用拇指指尖掐按少冲 200 次，能缓解热病。③艾灸：用艾条温和灸 10~15 分钟，可用于辅助治疗癫狂。④刺血：手指麻木、心痛者，可用三棱针在少冲点刺放血 1~2 毫升。⑤刮痧：从手指近端向远端刮拭 3~5 分钟，可缓解身热、心痛等。

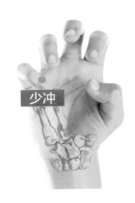

手太阳小肠经

手太阳小肠经在手小指与手少阴心经相衔接，心与小肠相表里，心脏有问题，小肠经也会有征兆，所以，手太阳小肠经是反映心脏功能的"镜子"。

小肠经和胃、心、小肠、耳等有联系，小肠经异常会出现以下问题。

- **经络症**：耳聋、目黄、口疮、咽痛、下颌和颈部肿痛等。
- **脏腑症**：绕脐痛、烦闷、睾丸疝气、小便赤涩、尿闭、血尿、自汗不止等。
- **亢进热证时症状**：头痛、下腹部疼痛、便秘等。
- **衰弱寒证时症状**：耳鸣、听力减退、呕吐、腹泻、手足冷痛、身体虚弱等。

小肠经循行路线

手太阳小肠经起于手小指外侧，沿着手尺侧至腕部，出小指侧高骨，直上沿着前臂外侧下缘，出肘内侧两筋之间，沿上臂外侧后缘，到达肩关节，绕行肩胛部，交会于肩上，向下进入缺盆部，联络心，沿着咽部，经过横膈，到达胃部，属于小肠；其支脉从缺盆部分出，沿着颈部，上行面颊，到外眼角，向后入耳中；另一支脉，从颊部分出，上至眼眶下，经鼻部，至内眼角，斜行络于颧骨部，与膀胱经相交。

小肠经常用穴位

支正、养老、少泽等是小肠经常用的穴位，对身体有很好的保健作用，可用按摩、针灸等手法进行刺激。

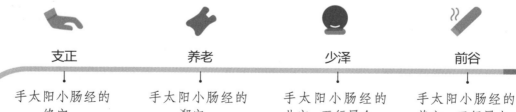

支正	养老	少泽	前谷
手太阳小肠经的络穴。	手太阳小肠经的郄穴。	手太阳小肠经的井穴，五行属金。	手太阳小肠经的荥穴，五行属水。

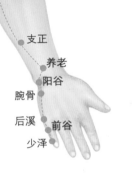

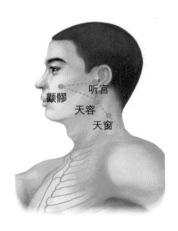

小肠经腧穴小结

本条经穴左右两侧各有 19 个穴位，共 38 个穴位。首穴为少泽，末穴为听宫。

保养小肠经的方法

未时（13:00~15:00）小肠经当令，是保养小肠的时段，此时段多喝水有利于小肠排毒。

午餐后沿着小肠经循行路线按揉穴位能起到很好的保养效果，每次按揉 5~10 分钟即可。

后溪

手太阳小肠经的输穴，五行属木。

阳谷

手太阳小肠经的经穴，五行属火。

小海

手太阳小肠经的合穴，五行属土。

少泽

功效：清热泻火、开窍苏厥

主治：头痛、颈项痛、乳汁不足

精准定位： 在手指，小指末节尺侧，指甲根角侧上方 0.1 寸（指寸）。

快速取穴： 伸小指，沿指甲底部与指尺侧引线交点处即是。

一穴多用： ①按摩：用拇指指尖掐按少泽 200 次，可缓解热病。②艾灸：用艾条温和灸 10~15 分钟，可缓解心痛。

腕骨

功效：增液止渴、利胆退黄

主治：黄疸、疟疾、头痛、前臂痛、落枕、手腕无力、耳鸣

精准定位： 在腕区，第 5 掌骨底与三角骨之间的赤白肉际凹陷中。

快速取穴： 微握拳，掌心向下，由后溪向腕部推，摸到两骨结合凹陷处即是。

一穴多用： ①针刺：直刺 0.3~0.5 寸，局部酸胀，针感可扩散至手掌部。②按摩：用拇指指尖掐按腕骨 200 次，能缓解手腕痛。③艾灸：用艾条温和灸 10~15 分钟，可缓解颈项强痛。

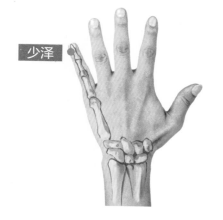

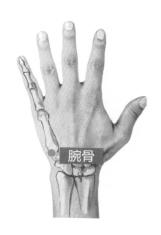

阳谷

功效：清心宁神、聪耳明目

主治：头痛、手腕痛、耳鸣、耳聋

精准定位： 在腕后区，尺骨茎突与三角骨之间的凹陷中。

快速取穴： 位于尺骨茎突远端凹陷中。

一穴多用： ①针刺：直刺 0.3~0.5 寸，局部酸胀，可放射至整个腕关节。②按摩：用拇指指尖掐按阳谷 200 次，可缓解手腕痛。

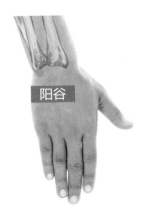

养老

功效：聪耳明目、增液养筋

主治：前臂疼痛、目视不明、耳聋、急性腰痛

精准定位： 在前臂后区，腕背横纹上 1 寸，尺骨头桡侧凹陷中。

快速取穴： 屈腕掌心向胸，沿小指侧隆起高骨往桡侧推，触及一骨缝处即是。

一穴多用： ①按摩：用拇指指尖掐按养老 200 次，可缓解急性腰扭伤。②艾灸：用艾条温和灸 10~15 分钟，可缓解耳鸣、耳聋、视物模糊等。③拔罐：用火罐留罐 5~10 分钟，可缓解前臂疼痛。④刮痧：从上向下刮拭 3~5 分钟，可缓解耳鸣、耳聋等。

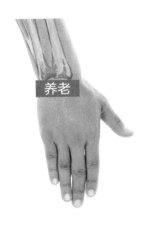

支正

功效：镇静安神、清热散邪

主治：头痛、目眩、腰背酸痛、
四肢无力、糖尿病

精准定位： 在前臂后区，腕背侧远端横纹上 5 寸，尺骨尺侧与尺侧腕屈肌之间。

快速取穴： 屈肘，取阳谷与小海连线中点，向阳谷方向移 1 横指即是。

一穴多用： ①针刺：直刺或斜刺 0.3~0.5 寸，局部肿胀，向下放射至手指。②按摩：用拇指指尖掐按支正 200 次，可缓解前臂疼痛。

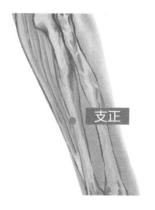

支正

小海

功效：镇静安神、清热消肿

主治：目眩、耳聋、颊肿、颈项痛

精准定位： 在肘后区，尺骨鹰嘴与肱骨内上髁之间凹陷中。

快速取穴： 屈肘，肘尖最高点与肘部内侧高骨最高点间凹陷处即是。

一穴多用： ①按摩：用拇指指尖掐按小海 200 次，可缓解前臂疼痛、麻木等。②艾灸：用艾条温和灸 10~15 分钟，可缓解疥疮、颊肿、肱骨内上髁炎等。

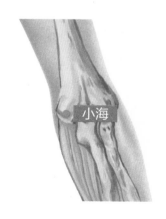

小海

肩贞

功效：清热聪耳、化痰消肿

主治：肩周炎、肩胛痛、手臂麻痛、
　　　　耳鸣

精准定位：在肩胛区，肩关节后下方，腋后纹头直上 1 寸。

快速取穴：正坐垂臂，腋后纹头向上 1 横指处即是。

一穴多用：①针刺：直刺 0.4~1.0 寸，肩部及肩胛部酸胀，有时可有麻电感向肩及指端传导。②按摩：用拇指指尖掐按肩贞 200 次，可缓解肩周炎。③艾灸：用艾条温和灸 10~15 分钟，可缓解肩周炎、瘰疬等。④拔罐：用火罐留罐 5~10 分钟，可缓解肩周炎、颈项痛等。⑤刮痧：从上向下刮拭 3~5 分钟，可缓解热病、耳鸣、耳聋等。

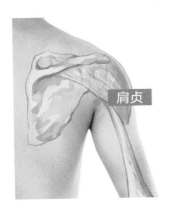

肩贞

听宫

功效：开窍聪耳、消肿止痛

主治：耳鸣、中耳炎、耳部疼痛、
　　　　牙痛、面瘫

精准定位：在面部，耳屏正中与下颌骨髁突之间的凹陷中。

快速取穴：微张口，耳屏与下颌骨髁突之间凹陷处即是。

一穴多用：①针刺：张口直刺 0.5~1.0 寸，局部酸胀，可放射至耳部及半个面部。②按摩：用拇指按揉听宫 200 次，可缓解耳鸣、耳聋等。③艾灸：用艾条温和灸 10~15 分钟，可缓解耳鸣、耳聋等。

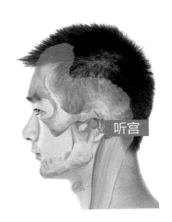

听宫

足太阳膀胱经

足太阳膀胱经是十四经络中最长的一条经脉，几乎贯穿整个身体。膀胱经被视为人体最大的排毒通道，能够有效地将身体的毒素排出体外。

膀胱经和目、脑等有联系，膀胱经异常会出现以下问题。

- **经络症：** 怕风怕冷，流鼻涕，打喷嚏，颈项、背、腰、小腿疼痛及运动障碍。
- **脏腑症：** 小便不利、遗尿、尿浊、尿血。膀胱气绝则遗尿，目反直视。
- **亢进热证时症状：** 生殖器疾病、后背肌肉强直酸痛、脊椎部酸痛、下肢痉挛疼痛等。
- **衰弱寒证时症状：** 尿少、生殖器肿胀、背部肌肉胀痛、四肢倦重无力、眩晕、腰背无力等。

膀胱经常用穴位

束骨、委中等是膀胱肠经常用的穴位，对身体有很好的保健作用，可用按摩、针灸等手法进行刺激。

膀胱经循行路线

足太阳膀胱经起于内眼角，上行于面额部，与督脉交会于头顶。其支脉从头顶分出到耳上角。其直行经脉从头顶入颅内络于脑，出于项部，沿肩胛内侧，夹脊椎两旁，直抵腰部，进入脊旁肌肉，络于肾，属于膀胱。一支脉从腰中分出，通过臀部，进入腘窝中。一支脉从左右肩胛内侧分别下行，贯穿肩胛，挟行脊内，经过髋关节部，沿大腿外侧后缘下行，会合于腘窝中，会合后的经脉继续向下通过小腿肚，出外踝后方，沿京骨到达小趾端外侧，接肾经。

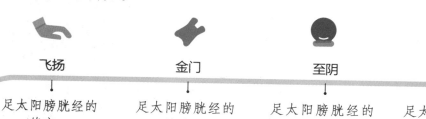

飞扬	金门	至阴	足通谷
足太阳膀胱经的络穴。	足太阳膀胱经的郄穴。	足太阳膀胱经的井穴，五行属金。	足太阳膀胱经的荥穴，五行属水。

络却
玉枕
天柱
大杼　　附分
风门　　魄户
肺俞　　膏肓
厥阴俞　神堂
心俞　　谚谑
督俞　　膈关
膈俞
肝俞　　魂门
胆俞　　阳纲
脾俞　　意舍
胃俞　　胃仓
三焦俞　肓门
肾俞　　志室
气海俞
大肠俞
　　　　小肠俞
关元俞　膀胱俞
上髎　　　　胞肓
次髎　　中膂俞
中髎　　白环俞
下髎　会阳　秩边
承扶
殷门
浮郄
委中　委阳
合阳
承筋
承山
飞扬
跗阳
申脉
昆仑　束骨
仆参　　　至阴
金门　足通谷
京骨

膀胱经腧穴小结

本条经穴左右两侧各有 67 个穴位,共 134 个穴位。首穴为睛明,末穴为至阴。

保养膀胱经的方法

申时(15:00~17:00)膀胱经当令,膀胱负责贮藏水液和津液,此时段宜适量饮水。

可在此时用空掌拍打刺激膀胱经上的穴位,也可以从上向下捏按脊柱两边肌肉,然后再从下向上点揉、敲打,充分刺激穴位,每日 1 次。

承光　五处
眉冲　曲差
攒竹
睛明

五处　承光　通天
眉冲　曲差　　　络却
攒竹
玉枕
天柱

束骨	昆仑	委中
足太阳膀胱经的输穴,五行属木。	足太阳膀胱经的经穴,五行属火。	足太阳膀胱经的合穴,五行属土。

睛明

功效：清热消肿、明目退翳

主治：目视不明、近视、夜盲、
　　　急性腰扭伤

精准定位：在面部，目内眦内上方眶内侧壁凹陷中。

快速取穴：正坐合眼，手指置于内侧眼角稍上方，按压有一凹陷处即是。

一穴多用：①针刺：嘱患者闭目，医生用左手轻推眼球向外侧固定，右手持针缓慢刺入，紧贴眼眶直刺 0.1~0.2 寸。此法具有危险性，仅能由专业医生进行操作。②按摩：按揉睛明 200 次，可缓解眼部疾患。

攒竹

功效：清热明目、镇痉止痛

主治：头痛、口眼歪斜、目赤肿痛、
　　　近视、夜盲症

精准定位：在面部，眉头凹陷中，额切迹处。

快速取穴：皱眉，眉毛内侧端凹陷处即是。

一穴多用：①针刺：直刺 0.1~0.3 寸或向鱼腰平刺 0.5~0.8 寸。②按摩：用拇指指尖掐揉攒竹 200 次，可缓解呃逆。③艾灸：用艾条温和灸 10~15 分钟，可缓解眼部疾患。

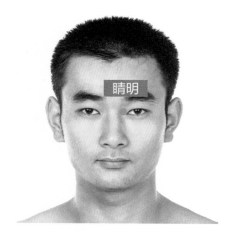

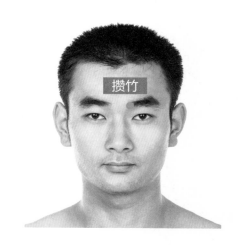

天柱

功效：祛风散寒、息风宁神

主治：头痛、颈项僵硬、肩背疼痛、落枕、哮喘

精准定位：在颈后区，横平第2颈椎棘突上际，斜方肌外缘凹陷中。

快速取穴：正坐，触摸颈后两条大筋，在其外侧，后发际边缘触及一凹陷处即是。

一穴多用：①针刺：平刺0.3~0.7寸，局部酸痛，可放射至后头部。不可向上方深刺，以免损伤延髓。②按摩：用拇指或中指按揉天柱200次，可缓解后头痛。③艾灸：用艾条温和灸10~15分钟，可缓解鼻塞、肩背痛等。

大杼

功效：清热解表、宣肺止咳

主治：咳嗽、肩背疼痛、胸胁胀满、喘息

精准定位：在脊柱区，第1胸椎棘突下，后正中线旁开1.5寸。

快速取穴：低头屈颈，颈背交界处椎骨高突向下推1个椎体，下缘旁开2横指处即是。

一穴多用：①针刺：向内斜刺0.5~0.8寸，局部酸胀，可向肩部放射。②按摩：用拇指按揉大杼200次，可缓解肩背痛。③艾灸：用艾条温和灸10~15分钟，可缓解咳嗽、痰多等。

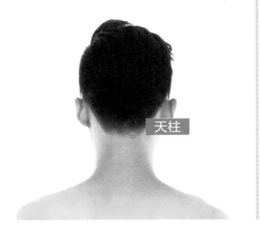

天柱

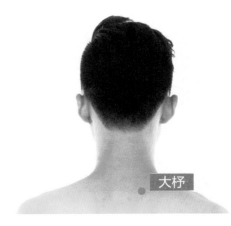

大杼

风门

功效：祛风散邪、宣肺固表

主治：呕吐、感冒、发热、头痛、哮喘、伤风咳嗽

精准定位： 在脊柱区，第2胸椎棘突下，后正中线旁开1.5寸。

快速取穴： 低头屈颈，颈背交界处椎骨高突向下推2个椎体，下缘旁开2横指处即是。

一穴多用： ①针刺：向内斜刺0.5~0.8寸，局部酸胀，放射至肋间及肩部。②按摩：用拇指按揉风门200次，可缓解肩背痛。③艾灸：用艾条温和灸10~15分钟，可缓解咳嗽、头痛、鼻塞等。

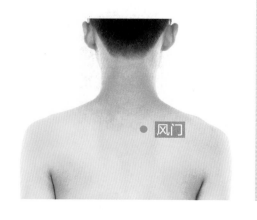

肺俞

功效：解表宣肺、止咳平喘

主治：咳嗽、哮喘、酒糟鼻、耳聋、胸满喘逆、小儿感冒

精准定位： 在脊柱区，第3胸椎棘突下，后正中线旁开1.5寸。

快速取穴： 低头屈颈，颈背交界处椎骨高突向下推3个椎体，下缘旁开2横指处即是。

一穴多用： ①针刺：向内斜刺0.5~0.8寸，局部酸胀。②按摩：用拇指按揉肺俞200次，有助于防治肺部疾患。③艾灸：用艾条温和灸10~15分钟，可缓解咳嗽、气喘、胸满等。

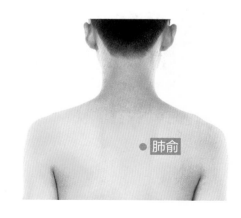

心俞

功效：养心安神、宁心定惊

主治：胸背痛、心悸、失眠、健忘、
　　　呕吐

精准定位： 在脊柱区，第5胸椎棘突下，后正中线旁开1.5寸。

快速取穴： 肩胛骨下角水平连线与脊柱相交处，上推2个椎体，正中线旁开2横指处即是。

一穴多用： ①针刺：向内斜刺0.5~0.8寸，局部酸胀，沿季肋到达前胸。②按摩：用拇指按揉心俞200次，可缓解心痛、心悸等。③艾灸：用艾条温和灸10~15分钟，可缓解咳嗽、咯血、心痛等。④刮痧：从中间向外侧刮拭3~5分钟，可用于辅助治疗梦遗、惊悸、健忘等。

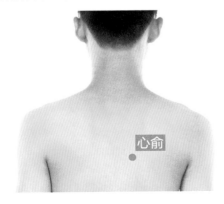

心俞

胃俞

功效：和胃健脾、理中降逆

主治：胃痛、呕吐、腹泻、痢疾、
　　　小儿疳积

精准定位： 在脊柱区，第12胸椎棘突下，后正中线旁开1.5寸。

快速取穴： 肚脐水平线与脊柱相交椎体处，上推2个椎体，正中线旁开2横指处即是。

一穴多用： ①针刺：直刺0.3~0.6寸，局部酸胀，可放射至腰腹部。②按摩：用拇指按揉胃俞200次，可缓解多种脾胃病。③艾灸：用艾条温和灸10~15分钟，可缓解胃寒证。

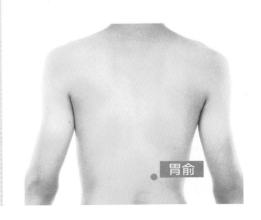

胃俞

肾俞

功效：益肾助阳、纳气利水

主治：遗精、阳痿、月经不调、水肿、
　　　小便不利、闭经

精准定位：在脊柱区，第2腰椎棘
突下，后正中线旁开1.5寸。

快速取穴：肚脐水平线与脊柱相交
椎体处，正中线旁开2横指处即是。

一穴多用：①针刺：直刺0.5~1.0寸，
局部酸胀，有麻电感向臀部及下肢
放射。②按摩：用拇指按揉肾俞200
次，可缓解遗精、阳痿、月经不调等。
③艾灸：用艾条温和灸10~15分钟，
可缓解腰膝酸软、水肿、月经不调等。

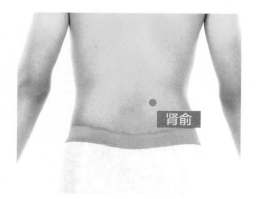

肾俞

委中

功效：清热解毒、调理胃肠

主治：腰脊痛、膝关节炎、半身不遂、
　　　坐骨神经痛

精准定位：在膝后区，腘横纹中点。

快速取穴：膝盖后面凹陷中央的腘
横纹中点即是。

一穴多用：①针刺：直刺0.5~1.2寸。
②按摩：用拇指按揉或弹拨委中
200次，可缓解腰痛、腹痛、头痛等。
③艾灸：用艾条温和灸10~15分钟，
可缓解腰腿痛、遗尿、小便不利等。

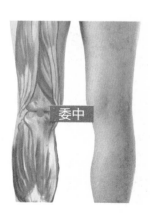

委中

承山

功效：理气止痛、消痔舒筋

主治：痔疮、便秘、腰背疼、腿抽筋、
　　　下肢瘫痪

精准定位：在小腿后区，腓肠肌两肌腹与肌腱交角处。

快速取穴：直立，小腿用力，在小腿的后面正中可见一"人"字纹，其上尖角凹陷处即是。

一穴多用：①针刺：直刺 0.5~1.2 寸，局部酸胀，可向足底放射。②按摩：用拇指按揉或弹拨承山 200 次，可缓解小腿痛、便秘、腹痛、腰背痛等。

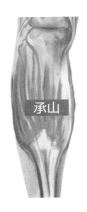

昆仑

功效：清热截疟、息风止痛

主治：头痛、腰骶疼痛、足部生疮、
　　　外踝部红肿

精准定位：在踝区，外踝尖与跟腱之间的凹陷中。

快速取穴：正坐垂足着地，外踝尖与跟腱之间凹陷处即是。

一穴多用：①针刺：直刺 0.5~0.8 寸，局部酸胀。②按摩：用拇指按揉昆仑 200 次，可缓解头痛、颈项僵痛、足跟痛等。③艾灸：用艾条温和灸 10~15 分钟，可缓解头痛、目眩等。

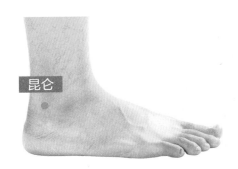

足少阴肾经

足少阴肾经通过调节肾脏的功能，影响水液在体内的代谢和平衡，防止水液潴留或过度排泄。另外，肾经对子宫、卵巢和前列腺等器官的功能也有一定的影响。

肾经和肺、肝、心、喉咙、舌等有联系，肾经异常会出现以下问题。

● **经络症：** 肾阴不足，则以怕热为主，容易口干舌燥、气短喘促等；肾阳不足，则以怕冷为主，容易手足冰冷、腰酸膝软等。

● **脏腑症：** 水肿、小便不利、遗精、心悸、耳鸣。肾气绝则骨髓失养、骨质疏松、肌肉萎缩、面色无华等。

● **亢进热证时症状：** 尿黄、尿少、口热、舌干、足下热、大腿内侧疼痛、月经异常等。

肾经常用穴位

涌泉、然谷、复溜等是肾经常用的穴位，对身体有很好的保健作用，可用按摩、针灸等手法进行刺激。

● **衰弱寒证时症状：** 尿频、尿清、足下冷、下肢麻木、肠功能减弱等。

肾经循行路线

足少阴肾经起于足小趾的下方，斜向脚心，行舟骨粗隆之下，沿内踝后方，进入足跟中，沿小腿内侧，到达腘窝内侧，沿股部内侧后缘上行，贯穿脊柱，属于肾，络于膀胱。直行支脉从肾脏出，向上通过肝脏、横膈，进入肺中，沿着喉咙，上行至舌根。另一支脉从肺脏发出，联络于心脏，流注于胸中，与心包经相接。

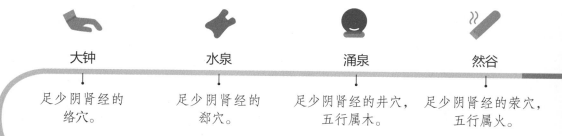

大钟	水泉	涌泉	然谷
足少阴肾经的络穴。	足少阴肾经的郄穴。	足少阴肾经的井穴，五行属木。	足少阴肾经的荥穴，五行属火。

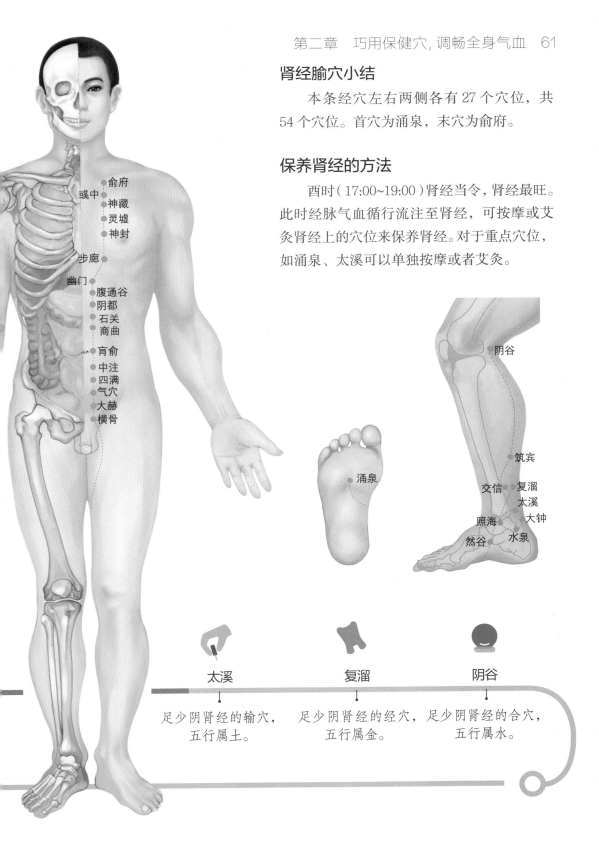

肾经腧穴小结

本条经穴左右两侧各有 27 个穴位，共 54 个穴位。首穴为涌泉，末穴为俞府。

保养肾经的方法

酉时（17:00~19:00）肾经当令，肾经最旺。此时经脉气血循行流注至肾经，可按摩或艾灸肾经上的穴位来保养肾经。对于重点穴位，如涌泉、太溪可以单独按摩或者艾灸。

俞府
彧中
神藏
灵墟
神封
步廊
幽门
腹通谷
阴都
石关
商曲
肓俞
中注
四满
气穴
大赫
横骨

阴谷

筑宾
交信　复溜
太溪
照海　大钟
然谷　水泉

涌泉

太溪

足少阴肾经的输穴，五行属土。

复溜

足少阴肾经的经穴，五行属金。

阴谷

足少阴肾经的合穴，五行属水。

涌泉

功效：平肝息风、开窍苏厥

主治：头痛、头晕、咽喉肿痛、
　　　足心热

精准定位：在足底，屈足蜷趾时足心最凹陷中。

快速取穴：足底前 1/3 处可见一凹陷，按压有酸痛感处即是。

一穴多用：①针刺：直刺 0.3~0.5 寸，局部胀痛，针感可扩散至整个足底。②按摩：用力按揉涌泉 200 次，可缓解头晕、小便不利等。③艾灸：用艾条温和灸 10~15 分钟，可缓解喉痹、头顶痛等。

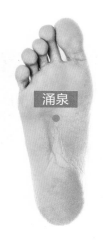

然谷

功效：益肾固泄、导赤清心

主治：咽喉疼痛、阳痿、月经不调、
　　　胸胁胀满

精准定位：在足内侧，足舟骨粗隆下方，赤白肉际处。

快速取穴：坐位垂足，内踝前下方明显骨性标志，即舟骨，前下方凹陷处即是。

一穴多用：①针刺：直刺 0.5~0.8 寸，局部胀痛，针感可扩散至整个足底。②按摩：用力按揉然谷 200 次，可缓解月经不调、阳痿、遗精等。③艾灸：用艾条温和灸 10~15 分钟，可缓解月经不调、阳痿、遗精等。

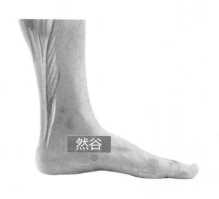

太溪

功效：补益肝肾、温阳散寒

主治：扁桃体炎、慢性咽炎、闭经、
　　　失眠、冠心病、早泄

精准定位： 在踝区，内踝尖与跟腱之间的凹陷中。

快速取穴： 坐位垂足，由足内踝向后推至与跟腱之间的凹陷处。

一穴多用： ①针刺：直刺 0.5~0.8 寸，局部酸胀。②按摩：用拇指用力按揉太溪 200 次，可缓解头痛、眩晕、耳鸣等。③艾灸：用艾条温和灸 10~15 分钟，可缓解肾虚引起的多种症状。④刮痧：从踝关节向跟腱方向刮拭 3~5 分钟，可缓解肾阴虚引起的虚热证。

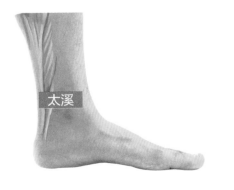

太溪

大钟

功效：益肾平喘、通调二便

主治：咽喉肿痛、腰脊强痛、呕吐、
　　　哮喘、便秘

精准定位： 在跟区，内踝后下方，跟骨上缘，跟腱附着部前缘凹陷中。

快速取穴： 先找到太溪，向下半横指，再向后平推至凹陷处。

一穴多用： ①针刺：直刺 0.3~0.5 寸，局部酸胀。②按摩：用拇指用力按揉大钟 200 次，可缓解足跟痛。③艾灸：用艾条温和灸 10~15 分钟，可缓解肾虚气喘、咯血等。

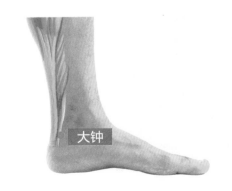

大钟

水泉

功效：益肾清热、活血通经

主治：小便不利、足跟痛、痛经、
　　　闭经、腹痛

精准定位：在跟区，太溪直下1寸，跟骨结节内侧凹陷中。

快速取穴：先找到太溪，直下1横指，按压有酸胀感处即是。

一穴多用：①针刺：直刺0.3~0.5寸，局部酸胀。②按摩：用拇指用力按揉水泉200次，可缓解视物模糊、腹痛等。③艾灸：用艾条温和灸10~15分钟，可缓解月经不调、痛经、闭经等。

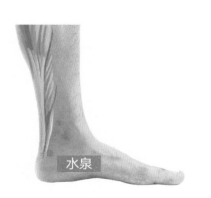

水泉

照海

功效：宁心安神、清利咽喉

主治：咽喉肿痛、气喘、便秘、
　　　月经不调、遗精、失眠

精准定位：在踝区，内踝尖下1寸，内踝下缘边际凹陷中。

快速取穴：坐位垂足，由内踝尖垂直向下推，至下缘凹陷处，按压有酸痛感处即是。

一穴多用：①针刺：直刺0.5~0.8寸，局部酸胀，针感可扩散至整个踝部。②按摩：用力按揉照海200次，可缓解失眠、烦躁不宁等。③艾灸：用艾条温和灸10~15分钟，可缓解月经不调、痛经等。

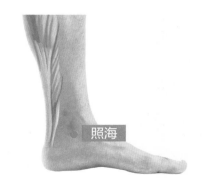

照海

复溜

功效：补肾益阴、通调水道

主治：水肿、腹胀、腰脊强痛、
　　　盗汗、自汗

精准定位：在小腿内侧，内踝尖上2寸，跟腱的前缘。

快速取穴：先找到太溪，直上3横指，跟腱前缘处，按压有酸胀感处即是。

一穴多用：①针刺：直刺0.5~0.8寸，局部酸胀，有麻电感向足底放射。②按摩：用拇指按揉复溜200次，可缓解腿肿。③艾灸：用艾条温和灸10~15分钟，可缓解水肿、腹胀、盗汗等。④拔罐：用火罐留罐5~10分钟，可缓解腿痛、肠鸣、泄泻、水肿等。

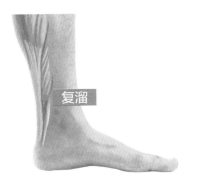

复溜

筑宾

功效：益肾宁心、理气止痛

主治：脚软无力、肾炎、膀胱炎、
　　　腓肠肌痉挛

精准定位：在小腿内侧，太溪直上5寸，比目鱼肌与跟腱之间。

快速取穴：先找到太溪，直上7横指，按压有酸胀感处即是。

一穴多用：①针刺：直刺0.6~1.2寸，局部酸胀，有麻电感向足底放射。②按摩：用拇指按揉筑宾200次，可缓解小腿内侧痛。③艾灸：用艾条温和灸10~15分钟，可缓解腹痛、呕吐、腓肠肌痉挛、肾炎、睾丸炎、盆腔炎等。

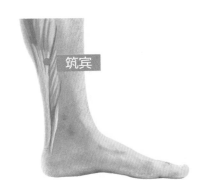

筑宾

阴谷

功效：温肾助阳、调经止痛

主治：小便难、遗精、早泄、带下、
　　　阴囊湿痒

精准定位：在膝后区，腘横纹上，半
腱肌肌腱外侧缘。

快速取穴：微屈膝，在腘窝横纹内侧
可触及两条筋，两筋之间凹陷处即是。

一穴多用：①针刺：直刺 0.8~1.2 寸。
②按摩：用拇指按揉阴谷 200 次，可
缓解阳痿、月经不调等。③艾灸：用
艾条温和灸 10~15 分钟，可缓解阳痿、
疝气、月经不调等。④拔罐：用火罐
留罐 5~10 分钟，可缓解小腿内侧痛、
膝痛等。

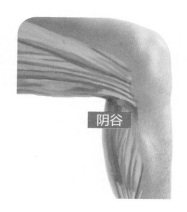
阴谷

横骨

功效：理气止痛、清热利湿

主治：腹痛、外生殖器肿痛、遗精、
　　　闭经、盆腔炎

精准定位：在下腹部，脐中下 5 寸，
前正中线旁开 0.5 寸。

快速取穴：仰卧，耻骨联合上缘，旁
开半横指处即是。

一穴多用：①针刺：直刺 0.8~1.2 寸。
②按摩：用拇指按揉横骨 200 次，可
缓解疝气、阳痿等。③艾灸：用艾
条温和灸 10~15 分钟，可缓解脱肛、
阳痿、疝气、月经不调、少腹痛等。
④拔罐：用火罐留罐 5~10 分钟，可
缓解癃闭、淋证等。

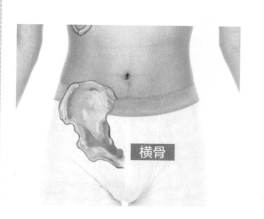
横骨

气穴

功效：补益冲任、调理二阴

主治：月经不调、痛经、带下、阳痿

精准定位：在下腹部，脐中下3寸，前正中线旁开0.5寸。

快速取穴：仰卧，肚脐下4横指处，再旁开半横指处即是。

一穴多用：①针刺：直刺0.8~1.2寸。②按摩：用拇指按揉气穴200次，可缓解腹胀、奔豚症等。③艾灸：用艾条温和灸10~15分钟，可缓解月经不调、少腹痛等。④拔罐：用火罐留罐5~10分钟，可缓解癃闭、淋证等。⑤刮痧：从中间向两侧刮拭3~5分钟，可缓解泄泻、湿热痢等。

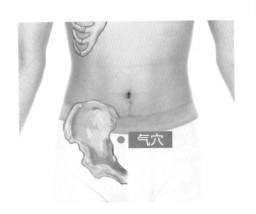

气穴

俞府

功效：止咳平喘、降逆和胃

主治：咳嗽、哮喘、呕吐、胸胁胀满

精准定位：在胸部，锁骨下缘，前正中线旁开2寸。

快速取穴：锁骨下可触及一凹陷，前正中线旁开3横指处即是。

一穴多用：①针刺：平刺0.3~0.6寸。②按摩：用拇指按揉俞府200次，可缓解胸痛、咳嗽、呕吐等。③艾灸：用艾条温和灸10~15分钟，可缓解心痛、咳嗽、气喘等。④拔罐：用火罐留罐5~10分钟，或连续走罐5分钟，可缓解咳嗽、呕吐等。⑤刮痧：从中间向两侧刮拭3~5分钟，可缓解胸胁胀满、呕吐、咳嗽等。

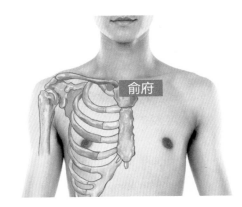

俞府

手厥阴心包经

手厥阴心包经是与心包络直接相连的经络，它起始于胸中，出属心包络，向下联络上、中、下三焦。心包经在传统中医理论中被视为心脏的"保护神"，它被认为能够代心受过，替心承受外界的侵袭和病理变化。

心包经和心、耳等有联系，心包经异常会出现以下问题。

● **经络症：**失眠、多梦、易醒、健忘、口疮、口臭、全身痛痒等。

● **脏腑症：**心烦、心悸、心痛、胸闷、神志失常等。

● **亢进热证时症状：**心烦、易怒、失眠、多梦、胸痛、头痛、上肢痛、目赤、便秘等。

● **衰弱寒证时症状：**心悸、心动过缓、晕眩、呼吸困难、上肢无力、胸痛、目黄、易醒、难入睡等。

心包经常用穴位

中冲、内关、大陵等是心包经常用的穴位，对身体有很好的保健作用，可用按摩、针灸等手法进行刺激。

心包经循行路线

手厥阴心包经起于胸中，出属心包络，向下通过横膈，从胸部向下到达腹部，依次联络上、中、下三焦。其支脉循行胸部，横出胁肋部，当腋缝下3寸处，又向上行至腋窝中，沿上臂内侧下行，行于肺经和心经之间，经过肘窝，向下沿前臂两筋之间，进入掌中，沿中指，出于中指末端。掌中支脉沿无名指到达指端，与三焦经相接。

内关	郄门	中冲	劳宫
手厥阴心包经的络穴。	手厥阴心包经的郄穴。	手厥阴心包经的井穴，五行属木。	手厥阴心包经的荥穴，五行属火。

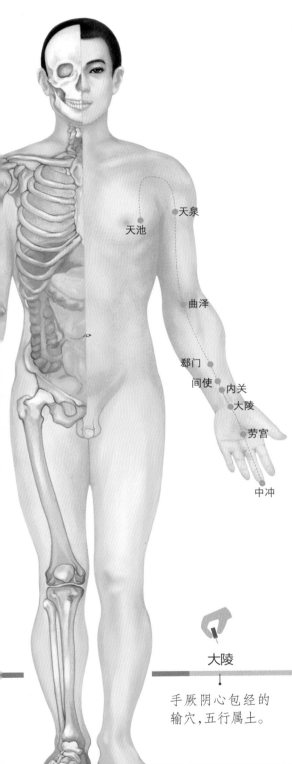

心包经腧穴小结

　　本条经穴左右两侧各有 9 个穴位，共 18 个穴位。首穴为天池，末穴为中冲。

保养心包经的方法

　　心包经于戌时（19:00~21:00）最旺，心脏不好者可选择在戌时循按或用木槌轻轻敲打心包经。

　　此时要创造入眠的条件，如看书、听音乐等，以此来放松心情，释放压力，以便安然入睡。

大陵	间使	曲泽
手厥阴心包经的输穴，五行属土。	手厥阴心包经的经穴，五行属金。	手厥阴心包经的合穴，五行属水。

天池

功效：宽胸理气、消肿止痛

主治：咳嗽、胸痛、胸闷、乳腺炎、乳汁分泌不足

精准定位： 在胸部，第 4 肋间隙，前正中线旁开 5 寸。

快速取穴： 自乳头沿水平线向外侧旁开 1 横指，按压有酸胀感处即是。

一穴多用： ①针刺：向外斜刺或者平刺 0.3~0.5 寸。②按摩：用拇指按揉天池 200 次，可缓解胸闷、咳嗽等。

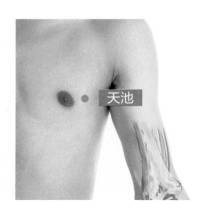

曲泽

功效：清心镇痛、和胃降逆

主治：胃痛、呕吐、腹泻、风疹、心痛、心悸

精准定位： 在肘前区，肘横纹上，肱二头肌腱的尺侧缘凹陷中。

快速取穴： 肘微弯，肘弯里可摸到一条大筋，其内侧横纹上凹陷处即是。

一穴多用： ①针刺：直刺 0.5~1.0 寸。②按摩：用拇指按压曲泽 200 次，可舒筋活血、清热除烦。

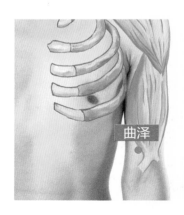

郄门

功效:清心镇静、凉血止血

主治:心胸部疼痛、心悸、呕血、
　　　鼻塞

精准定位: 在前臂前区,腕掌侧远端横纹上5寸,掌长肌腱与桡侧腕屈肌腱之间。

快速取穴: 屈腕握拳,腕横纹向上3横指,两条索状筋之间是内关,内关向上4横指处即是。

一穴多用: ①针刺:直刺0.5~1.0寸。②按摩:用拇指按揉郄门200次,可缓解心痛、心悸等。

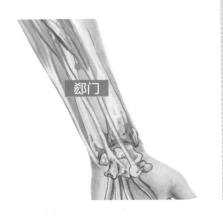

间使

功效:宽胸解郁、理气止痛

主治:月经不调、荨麻疹、脑卒中、
　　　打嗝、呕吐

精准定位: 在前臂前区,腕掌侧远端横纹上3寸,掌长肌腱与桡侧腕屈肌腱之间。

快速取穴: 微屈腕,腕横纹向上4横指,两条索状筋之间即是。

一穴多用: ①针刺:直刺0.5~1.0寸。②按摩:用拇指按揉间使200次,可缓解心痛、呕吐等。

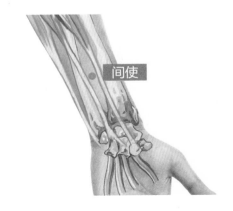

内关

功效：宽胸理气、降逆和胃

主治：心痛、心悸、失眠、胃痛、
　　　呕吐、哮喘、小儿惊风

精准定位： 在前臂前区，腕掌侧远端横纹上 2 寸，掌长肌腱与桡侧腕屈肌腱之间。

快速取穴： 腕横纹向上 3 横指，两条索状筋之间即是。

一穴多用： ①针刺：直刺 0.5~1.0 寸。②按摩：用拇指掐揉内关 200 次，可缓解心痛、呕吐、晕车等。③艾灸：用艾条温和灸 10~15 分钟，可缓解痛经。

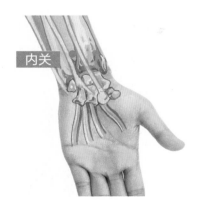

内关

大陵

功效：宽胸理气、清心宁神

主治：身热、头痛、扁桃体炎、
　　　咽炎、肾虚、失眠

精准定位： 在腕前区，腕掌侧远端横纹中，掌长肌腱与桡侧腕屈肌腱之间。

快速取穴： 微屈腕握拳，腕横纹上，两条索状筋之间即是。

一穴多用： ①针刺：直刺 0.3~0.5 寸。②按摩：用拇指按揉大陵 200 次，可缓解心绞痛。③艾灸：用艾条温和灸 10~15 分钟，可缓解心绞痛。④刮痧：从上向下刮拭 3~5 分钟，可缓解癫狂、口臭、呕吐等。

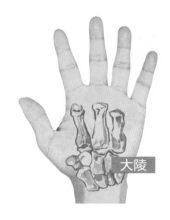

大陵

劳宫

功效：清心安神、消肿止痒

主治：热病、汗多、高脂血症、
　　　口腔溃疡

精准定位：在掌区，横平第3掌指关节近端，第2、3掌骨之间偏于第3掌骨。

快速取穴：握拳屈指，中指指尖所指掌心处，按压有酸痛感处即是。

一穴多用：①针刺：直刺0.3~0.5寸。②按摩：用拇指按揉劳宫200次，可用于缓解心绞痛。③艾灸：用艾条温和灸10~15分钟，可缓解咯血、便血等。④刺血：用三棱针在劳宫点刺放血1~2毫升，可缓解中暑昏迷。

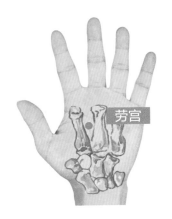

中冲

功效：泻热清心、醒脑开窍

主治：心痛、心悸、脑卒中、中暑、
　　　目赤、小儿惊风

精准定位：在手指，中指末端最高点。

快速取穴：俯掌，在中指尖端的中央取穴。

一穴多用：①针刺：浅刺0.1~0.2寸。②按摩：用拇指指尖掐按中冲200次，可缓解热病。③艾灸：用艾条温和灸10~15分钟，可缓解心痛。

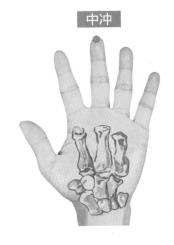

手少阳三焦经

手少阳三焦经又可称为"耳脉"，这是因为其分布与耳朵紧密相关，
是耳朵的忠实守护者。三焦经不仅与耳朵的健康紧密相关，
还与其他生理功能有关，如"气"的调节。

三焦经和耳、目等有联系，三焦经异常会出现以下问题。

● **经络症：** 偏头痛、耳鸣、耳聋、咽喉肿痛、目痛、颈项痛、肩背痛等。

● **脏腑症：** 上焦病变易出现心烦胸闷、心悸、咳喘；中焦病变易出现脾胃胀痛、食欲不振；下焦病变易出现水肿、遗尿、大小便异常等。上焦气绝则喜噫，中焦气绝则不能食，下焦气绝则二便失禁。

● **亢进热证时症状：** 耳鸣、耳痛、头剧痛、上肢痛、失眠、易发怒等。

三焦经常用穴位

外关、液门、中渚等是三焦经常用的穴位，对身体有很好的保健作用，可用按摩、针灸等手法进行刺激。

● **衰弱寒证时症状：** 上肢麻木无力、面色苍白、发冷、尿少、精神与身体倦怠、肌肉松弛无力、听力障碍等。

三焦经循行路线

手少阳三焦经起于无名指末端，向上行于小指与无名指之间，过手背，从桡骨和尺骨之间向上通过肘尖，沿上臂外侧，上达肩部，交出胆经之后，向上进入缺盆部，分布于胸中，散络于心包，向下通过横膈，依次属上、中、下三焦。其支脉，从胸中分出，进入缺盆部，上行经颈项旁，从耳后直上，出于耳上角，再下行至面颊部，到达眼眶下。另一条支脉，从耳后进入耳中，出行至耳前，在面颊部与前一条支脉相交，到达外眼角，接胆经。

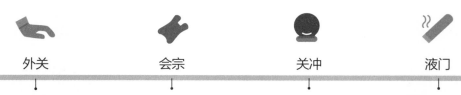

外关	会宗	关冲	液门
手少阳三焦经的络穴。	手少阳三焦经的郄穴。	手少阳三焦经的井穴，五行属金。	手少阳三焦经的荥穴，五行属水。

丝竹空
耳和髎
角孙
颅息
耳门
瘈脉
翳风
天牖

肩髎

臑会

消泺
清泠渊

天井

四渎

三阳络
支沟
会宗
外关
阳池

阳池

中渚
液门

关冲

天髎

三焦经腧穴小结

本条经穴左右两侧各有 23 个穴位，共 46 个穴位。首穴为关冲，末穴为丝竹空。

保养三焦经的方法

三焦作为六腑中最大的腑，有主持诸气、疏通水道的作用。亥时（21:00~23:00）三焦经当令，通百脉，此时入睡，所有经脉都可以得到休养生息，对身体十分有益。

三焦经主要集中在人体头部、颈部和手臂外侧，临睡前轻拍三焦经循行路线，对水谷的运化和元气的运行非常有利，有助于睡眠。

中渚	支沟	天井
手少阳三焦经的输穴，五行属木。	手少阳三焦经的经穴，五行属火。	手少阳三焦经的合穴，五行属土。

关冲

功效：开窍聪耳、镇静苏厥

主治：头痛、咽喉肿痛、目视不明、
肘痛

精准定位： 在手指，第4指末节尺侧，
指甲根角侧上方0.1寸（指寸）。

快速取穴： 沿无名指指甲底部与侧
缘引线的交点处即是。

一穴多用： ①针刺：浅刺0.1寸。
②按摩：用拇指指尖掐按关冲200
次，可缓解头痛、目赤等。③艾灸：
用艾条温和灸10~15分钟，可缓解
头痛、耳鸣等。④刺血：用三棱针
在关冲点刺放血1~2毫升，可缓解
耳鸣、喉痹等。

液门

功效：清热泻火、聪耳明目

主治：手背红肿、手指拘挛、热病、
腕部无力

精准定位： 在手背，第4、5指间，
指蹼缘上方赤白肉际凹陷中。

快速取穴： 抬臂俯掌，手背部第4、
5指指缝间，掌指关节前凹陷处即是。

一穴多用： ①针刺：直刺0.3~0.5寸。
②按摩：用拇指指尖掐按液门200
次，可缓解热病。

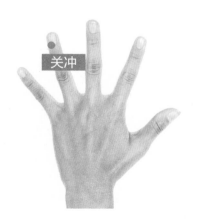

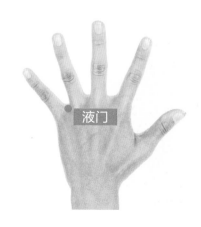

中渚

功效：清热利咽、聪耳明目

主治：前臂疼痛、脂溢性皮炎、
　　　头痛、目眩、耳聋

精准定位： 在手背, 第4、5掌骨间,
第4掌指关节近端凹陷中。

快速取穴： 抬臂俯掌, 手背部第4、
5指指缝间, 掌指关节后, 凹陷处
即是。

一穴多用： ①针刺：直刺0.3~0.5寸。
②按摩：用拇指指尖掐按中渚200
次, 可缓解头痛、五指屈伸不利等。
③艾灸：用艾条温和灸10~15分钟,
可缓解耳鸣、耳聋等。

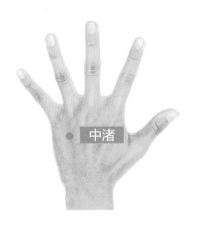

中渚

阳池

功效：清利咽喉、开窍聪耳

主治：腕关节肿痛、手足怕冷、
　　　口干、糖尿病

精准定位： 在腕后区, 腕背侧远端
横纹上, 指伸肌腱的尺侧缘凹陷中。

快速取穴： 抬臂垂腕, 背面, 由第
4掌骨向上推至腕关节横纹, 凹陷
处即是。

一穴多用： ①针刺：直刺0.3~0.5寸。
②按摩：用拇指指尖掐按阳池200
次, 可缓解手腕痛。③艾灸：用艾
条温和灸10~15分钟, 可缓解肩背
痛、手腕痛等。④刮痧：从手腕向
指尖刮拭3~5分钟, 每天3~5次,
可对糖尿病进行辅助治疗。

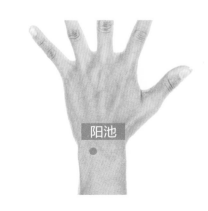

阳池

外关

功效：疏通经络、解表散邪

主治：感冒、头痛、三叉神经痛、
　　　颈椎病、落枕

精准定位：在前臂后区，腕背侧远端横纹上2寸，尺骨与桡骨间隙中点。

快速取穴：抬臂俯掌，腕背横纹中点直上3横指，前臂两骨之间的凹陷处即是。

一穴多用：①针刺：直刺0.5~0.9寸。②按摩：用拇指指尖掐按外关200次，可缓解耳鸣、头痛、便秘等。③艾灸：用艾条温和灸10~15分钟，可缓解耳鸣、耳聋、肩背痛等。④拔罐：用火罐留罐5~10分钟，可缓解前臂疼痛。

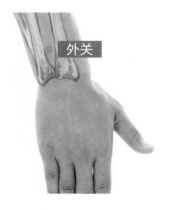

外关

支沟

功效：清热聪耳、降逆润肠

主治：胸胁痛、心绞痛、上肢瘫痪、
　　　腹胀、便秘

精准定位：在前臂后区，腕背侧远端横纹上3寸，尺骨与桡骨间隙中点。

快速取穴：抬臂俯掌，腕背横纹中点直上4横指，前臂两骨之间的凹陷处即是。

一穴多用：①针刺：直刺0.5~1.0寸。②按摩：用拇指按揉支沟200次，可缓解偏头痛。③艾灸：用艾条温和灸10~15分钟，可缓解耳鸣、耳聋、偏头痛等。

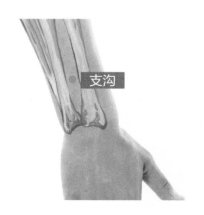

支沟

会宗

功效：通利耳窍、镇静止痉

主治：偏头痛、前臂酸痛、耳聋、耳鸣

精准定位：在前臂后区，腕背侧远端横纹上3寸，尺骨的桡侧缘。

快速取穴：腕背横纹中点直上4横指，尺骨桡侧，按压有酸胀感处即是。

一穴多用：①针刺：直刺0.5~1.0寸。②按摩：用拇指按揉会宗200次，可缓解耳鸣、耳聋等。③艾灸：用艾条温和灸10~15分钟，可缓解耳鸣、耳聋等。

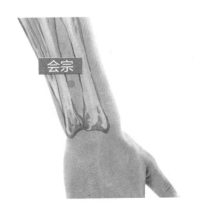

天井

功效：聪耳宁神、理气散结

主治：前臂酸痛、瘰疬、偏头痛、落枕

精准定位：在肘后区，肘尖（穴）上1寸凹陷中。

快速取穴：屈肘，肘尖（穴）直上1横指，凹陷处即是。

一穴多用：①针刺：直刺0.3~0.7寸。②按摩：用拇指按揉天井200次，可用于缓解偏头痛。③艾灸：用艾条温和灸10~15分钟，可缓解耳鸣、耳聋、偏头痛等。④刮痧：从上向下刮拭3~5分钟，可用于缓解偏头痛、癫痫等。

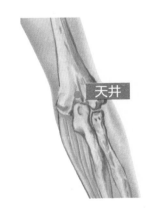

肩髎

功效：通络止痛

主治：肩胛肿痛、肩臂疼痛、荨麻疹

精准定位： 在三角肌区，肩峰角与肱骨大结节两骨间凹陷中。

快速取穴： 外展上臂，肩峰后下方呈现凹陷处即是。

一穴多用： ①针刺：直刺 0.7~1.3 寸。②按摩：用拇指按揉肩髎 200 次，可缓解肩臂痛。③艾灸：用艾条温和灸 10~15 分钟，可缓解肩臂冷痛、不能举，肋间神经痛等。④拔罐：用火罐留罐 5~10 分钟，可缓解肩周炎、肩臂痛等。⑤刮痧：从上向下刮拭 3~5 分钟，可缓解肩臂痛。

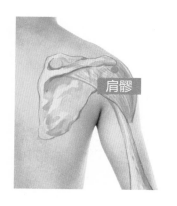

肩髎

翳风

功效：开窍聪耳

主治：打嗝、中耳炎、三叉神经痛、牙痛、颊肿、失眠

精准定位： 在颈部，耳垂后方，乳突下端前方凹陷中。

快速取穴： 头偏向一侧，将耳垂下压，所覆盖范围中的凹陷处即是。

一穴多用： ①针刺：直刺 0.5~0.7 寸，耳后酸胀，可放射至舌前部及半侧面部。②按摩：用拇指按揉翳风 200 次，可缓解口噤不开。③艾灸：用艾条温和灸 10~15 分钟，可用于缓解面瘫。

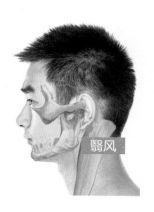

翳风

耳门

功效：开窍聪耳、消肿止痛

主治：耳鸣、耳聋、中耳炎、牙痛、
　　　耳道流脓

精准定位：在耳区，耳屏上切迹与下
颌骨髁突之间的凹陷中。

快速取穴：耳屏上缘的前方，张口凹
陷处即是。

一穴多用：①针刺：直刺 0.5~0.7 寸，
局部酸胀。②按摩：用拇指按揉耳门
200 次，可缓解牙痛、耳鸣等。③艾灸：
用艾条温和灸 10~15 分钟，可缓解耳
鸣、耳聋等。

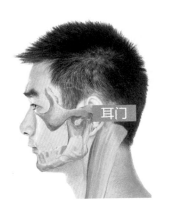

丝竹空

功效：清热明目、宁神镇静

主治：头痛、头晕、目赤肿痛

精准定位：在面部，眉梢凹陷中。

快速取穴：在面部，眉毛外侧缘眉梢
凹陷处即是。

一穴多用：①针刺：平刺 0.5~1.0 寸。
②按摩：用拇指按揉丝竹空 200 次，
可缓解牙痛、头晕、目上视等。③艾
灸：用艾条温和灸 10~15 分钟，可缓
解牙痛、眩晕等。

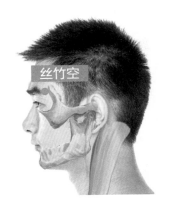

足少阳胆经

胆为中正之官，主决断，疏泄气机，与人体情志的调节密切相关。足少阳胆经能够调节人体气机，使气机条达，有助于缓解抑郁、焦虑等情绪问题。

———

胆经和耳、目等有联系，胆经异常会出现以下问题。

- **经络症：** 口苦口干、偏头痛、白发、脱发、怕冷怕热、经脉循行部位肿痛、膝或踝关节痛、坐骨神经痛等。
- **脏腑症：** 胸胁苦满、胆怯易惊、食欲不振、喜叹气、失眠、易怒、皮肤萎黄、便秘等。
- **亢进热证时症状：** 口苦、胸胁胀满、颈或下颌疼痛、喉咙不适、失眠、头痛、便秘、足下热等。
- **衰弱寒证时症状：** 虚弱、关节肿胀、下肢无力、目黄、吐苦水、嗜睡、盗汗、呼吸沉闷、便溏等。

胆经常用穴位

足窍阴、足临泣、阳陵泉等是胆经常用的穴位，对身体有很好的保健作用，可用按摩、针灸等手法进行刺激。

胆经循行路线

足少阳胆经起于外眼角，上行到前额，随后下行到耳后，沿颈项部，行于三焦经前，至肩上，交出三焦经后，下入缺盆部。耳部支脉从耳后进入耳中，出走耳前，到外眼角后方。眼部支脉从外眼角下走大迎，与三焦经会合，到达眼眶下，经颊车，由颈部下行，与前一条支脉在缺盆部会合，向下进入胸中，穿过横膈，联络肝，属于胆，沿胁里，出气冲，绕阴部毛际，横行入髋关节部。其直行经脉从缺盆部下行至腋下，沿侧胸经胁肋部，下行与前脉会合于髋关节部，向下沿大腿外侧，出膝盖外缘，至腓骨前，下出外踝前，沿足背，出足小趾与第4趾之间。足背部支脉从足背分出，沿第1、2跖骨间，出于足大趾端，穿过爪甲，出趾背毫毛部，接肝经。

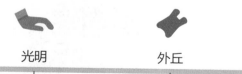

光明	外丘	足窍阴	侠溪
足少阳胆经的络穴。	足少阳胆经的郄穴。	足少阳胆经的井穴，五行属金。	足少阳胆经的荥穴，五行属水。

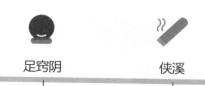

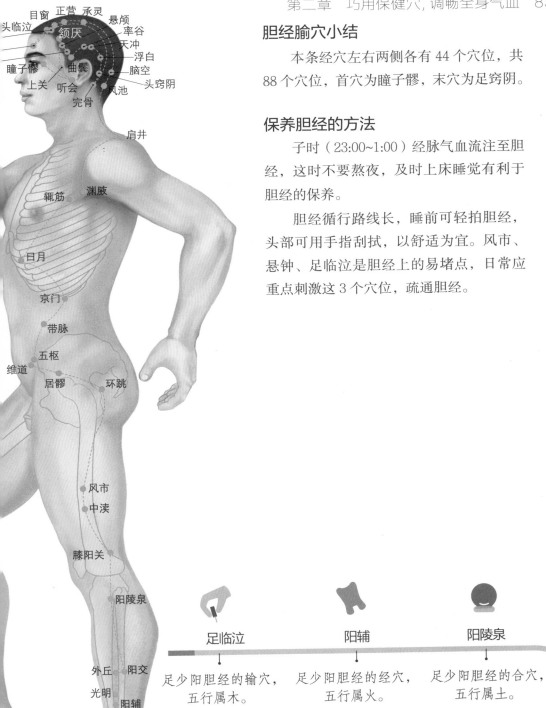

胆经腧穴小结

本条经穴左右两侧各有 44 个穴位，共 88 个穴位，首穴为瞳子髎，末穴为足窍阴。

保养胆经的方法

子时（23:00~1:00）经脉气血流注至胆经，这时不要熬夜，及时上床睡觉有利于胆经的保养。

胆经循行路线长，睡前可轻拍胆经，头部可用手指刮拭，以舒适为宜。风市、悬钟、足临泣是胆经上的易堵点，日常应重点刺激这 3 个穴位，疏通胆经。

足临泣

阳辅

阳陵泉

足少阳胆经的输穴，五行属木。

足少阳胆经的经穴，五行属火。

足少阳胆经的合穴，五行属土。

率谷

功效：疏风活络、镇惊止痛

主治：头痛、眩晕、呕吐、胃寒、小儿惊风

精准定位： 在头部，耳尖直上入发际1.5寸。

快速取穴： 先找到角孙，直上2横指处即是。

一穴多用： ①针刺：平刺0.5~0.8寸，局部酸胀，可扩散至头部颞侧。②按摩：用拇指按揉率谷200次，可缓解偏头痛、眩晕、呕吐等。③艾灸：用艾条温和灸10~15分钟，可缓解偏头痛。④刮痧：从上向下刮拭3~5分钟，可缓解偏头痛、眩晕等。

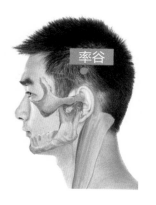

风池

功效：祛风散寒、清热解表

主治：小儿脊柱侧弯、头痛、眩晕、荨麻疹、外感发热

精准定位： 在颈后区，枕骨之下，胸锁乳突肌上端与斜方肌上端之间的凹陷中。

快速取穴： 正坐，后头骨下两条大筋外缘陷窝中，与耳垂齐平处即是。

一穴多用： ①针刺：向两侧眼睛方向斜刺0.5~0.8寸。针刺不宜过深，针尖不宜向内上斜刺，以免损伤延髓。此法具有一定的危险性，需由专业医生操作。②按摩：按揉风池200次，可缓解头痛、眩晕、颈项强痛等。

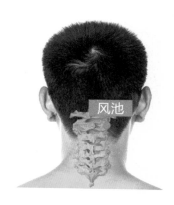

环跳

功效：散寒除湿、理气止痛

主治：腰胯疼痛、下肢痿痹、风疹、
　　　坐骨神经痛

精准定位： 在臀区，股骨大转子最高点与骶管裂孔连线上的外 1/3 与内 2/3 交点处。

快速取穴： 股骨大转子最高点与骶管裂孔作一直线，下 2/3 处即是。

一穴多用： ①针刺：直刺或斜刺 1.5~2.0 寸。②按摩：用拇指按揉或弹拨环跳 200 次，可缓解腰腿痛。③艾灸：用艾条温和灸 10~15 分钟，可缓解下肢痿痹。④拔罐：用火罐留罐 5~10 分钟，可缓解下肢痿痹、风疹等。⑤刮痧：从中间向两侧刮拭 3~5 分钟，可缓解风疹。

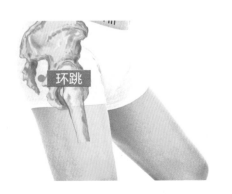

风市

功效：疏散风邪、散寒除湿

主治：眩晕、脑卒中、下肢痿痹、
　　　神经性皮炎

精准定位： 在股部，直立垂手，掌心贴于大腿时，中指指尖所指凹陷中，髂胫束后缘。

快速取穴： 直立垂手，手指并拢伸直，中指指尖处即是。

一穴多用： ①针刺：直刺或斜刺 0.8~1.3 寸，局部酸胀，可向下放射。②按摩：用拇指按揉风市 200 次，可缓解下肢痹痛。③艾灸：用艾条温和灸 10~15 分钟，可缓解下肢痿痹。④拔罐：用火罐留罐 5~10 分钟，可缓解下肢痹痛、瘙痒等。

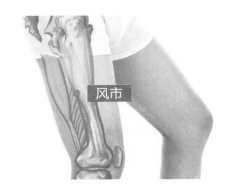

阳陵泉

功效：疏肝利胆、和胃降逆

主治：耳鸣、耳聋、坐骨神经痛、口苦、乳房胀痛

精准定位：在小腿外侧，腓骨头前下方凹陷中。

快速取穴：屈膝90°，膝关节外下方，腓骨头前下方凹陷处即是。

一穴多用：①针刺：直刺0.6~1.2寸，局部酸胀，可有麻电感向下放射。②按摩：用拇指按揉阳陵泉200次，可缓解下肢痹痛、头痛、耳鸣、耳聋等。③拔罐：用火罐留罐5~10分钟，可缓解膝痛、下肢痹痛、头痛等。④刮痧：从上向下刮拭3~5分钟，可缓解头痛、黄疸、疟疾等。

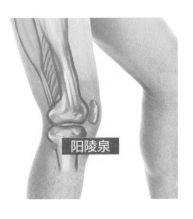

阳陵泉

悬钟

功效：补益肝肾、息风镇静

主治：颈项僵硬、头晕、高血压

精准定位：在小腿外侧，外踝尖上3寸，腓骨前缘。

快速取穴：外踝尖直上4横指处，腓骨前缘处即是。

一穴多用：①针刺：直刺0.5~0.8寸，局部酸胀，可放射至足底。②按摩：用拇指按揉悬钟200次，可缓解腰腿痛、头晕等。③艾灸：用艾条温和灸10~15分钟，可缓解下肢痹痛、耳鸣、耳聋等。④拔罐：用火罐留罐5~10分钟，可缓解下肢痹痛、颈项强痛等。⑤刮痧：从上向下刮拭3~5分钟，有助于辅助治疗高血压、失眠等。

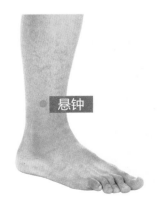

悬钟

丘墟

功效：疏肝利胆、通络止痛

主治：胸胁痛、下肢酸痛、外踝痛、髋关节疼痛

精准定位：在踝区，外踝的前下方，趾长伸肌腱的外侧凹陷中。

快速取穴：脚掌背伸，足背可见明显趾长伸肌腱，其外侧、足外踝前下方凹陷处即是。

一穴多用：①针刺：直刺 0.5~0.8 寸，局部酸胀。②按摩：用拇指按揉丘墟 200 次，可缓解外踝痛。③艾灸：用艾条温和灸 10~15 分钟，可缓解外踝痛、胁肋痛等。

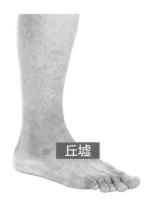

丘墟

足临泣

功效：平肝息风、化痰消肿

主治：头痛、目赤肿痛、胁肋痛、乳痛、牙痛、白带过多

精准定位：在足背，第 4、5 跖骨底结合部的前方，第 5 趾长伸肌腱外侧凹陷中。

快速取穴：坐位，小趾长伸肌腱外侧凹陷中，按压有酸胀感处即是。

一穴多用：①按摩：用拇指按揉足临泣 200 次，可缓解月经不调、外踝痛、头痛、目眩等。②艾灸：用艾条温和灸 10~15 分钟，可缓解月经不调、头痛、胁肋痛等。

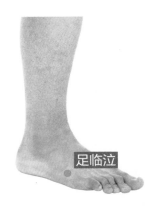

足临泣

足厥阴肝经

足厥阴肝经循行路线不长，穴位不多，但是作用不小，可以说是护卫身体
的大将军。刺激肝经穴位可以改善肝胆疾病、泌尿生殖系统疾病、
神经系统疾病及眼部疾病。

肝经和肺、胃等有联系，肝经异常会出现以下问题。

● **经络症：** 口苦口干、头晕目眩、头顶重坠、眼睛干涩、胸胁胀痛、肋间神经痛、小腹胀痛等。

● **脏腑症：** 脂肪肝、月经不调、乳腺增生、子宫肌瘤、前列腺肥大、疝气等。

● **亢进热证时症状：** 头痛、肤黄、腰痛、小便困难、易怒、易冲动等。

● **衰弱寒证时症状：** 眩晕、面色苍白、性冷淡、骨盆疼痛、下肢无力、易倦、视物模糊、易惊恐等。

肝经常用穴位

大敦、行间、太冲等是肝经常用的穴位，对身体有很好的保健作用，可用按摩、针灸等手法进行刺激。

肝经循行路线

足厥阴肝经起于足大趾丛毛上的大敦，沿足背经内踝前上行，至内踝上8寸处，交于脾经之后，上经腘窝内缘，沿大腿内侧进入阴毛中，环绕阴部，上行抵达小腹，夹行胃的两旁，属于肝，络于胆，再向上通过横膈，分布于胁肋部，上行经喉咙后面，上入鼻咽部，连接目系，上出额部，与督脉交会于头顶。眼部支脉从目系下行至面颊部，并在唇内环绕行走。肝部支脉则从肝分出，通过横膈，向上流注于肺，与肺经相连接。

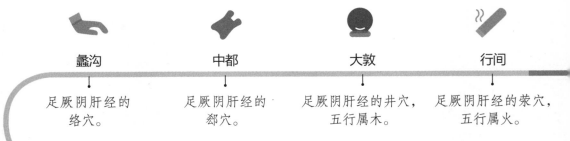

蠡沟	中都	大敦	行间
足厥阴肝经的络穴。	足厥阴肝经的郄穴。	足厥阴肝经的井穴，五行属木。	足厥阴肝经的荥穴，五行属火。

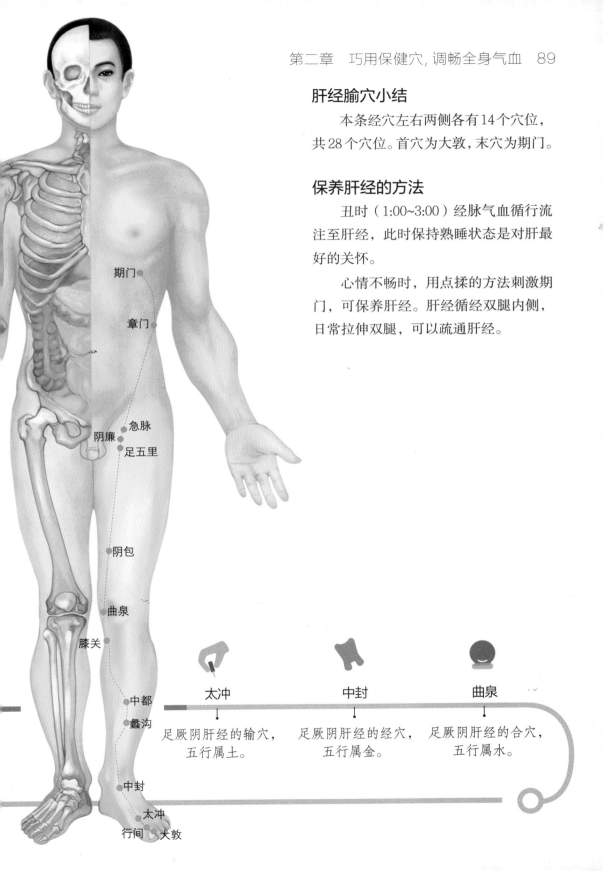

期门
章门
急脉
阴廉
足五里
阴包
曲泉
膝关
中都
蠡沟
中封
太冲
行间　大敦

肝经腧穴小结

本条经穴左右两侧各有14个穴位，共28个穴位。首穴为大敦，末穴为期门。

保养肝经的方法

丑时（1:00~3:00）经脉气血循行流注至肝经，此时保持熟睡状态是对肝最好的关怀。

心情不畅时，用点揉的方法刺激期门，可保养肝经。肝经循经双腿内侧，日常拉伸双腿，可以疏通肝经。

太冲

足厥阴肝经的输穴，五行属土。

中封

足厥阴肝经的经穴，五行属金。

曲泉

足厥阴肝经的合穴，五行属水。

大敦

功效：调肝理气、止痉宁神

主治：闭经、崩漏、遗尿、睾丸炎、
　　　月经过多

精准定位：在足趾，足大趾末节外侧，
趾甲根角侧后方 0.1 寸（指寸）。

快速取穴：坐位，足大趾趾甲外侧缘
与下缘各作一垂线，交点处即是。

一穴多用：①针刺：斜刺 0.1~0.2 寸。
②按摩：用拇指指尖用力掐揉大敦
200 次，可缓解疝气。③艾灸：用艾
条温和灸 10~15 分钟，可缓解崩漏、
疝气、阴挺等。

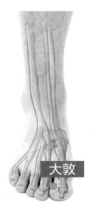

大敦

行间

功效：清热泻火、疏肝解郁

主治：目赤、头痛、高血压、痛经、
　　　甲状腺肿大

精准定位：在足背，第 1、2 趾间，
趾蹼缘后方赤白肉际处。

快速取穴：坐位，足背部第 1、2 趾
之间连接处的缝纹头处即是。

一穴多用：①针刺：直刺 0.5~0.8 寸，
局部酸胀，可放射至足背。②按摩：
用拇指指尖用力掐揉行间，可缓解眩
晕、耳鸣等。③艾灸：用艾条温和灸
10~15 分钟，可缓解崩漏、阳痿、胸
胁胀痛等。

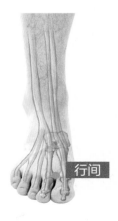

行间

太冲

功效：平肝息风、和胃健脾

主治：失眠、头痛、腰痛、肝炎、全身胀痛、胆结石

精准定位： 在足背，第1、2跖骨间，跖骨底结合部前方凹陷中，或触及动脉搏动处。

快速取穴： 足背，沿第1、2趾间横纹向足背上推，凹陷处即是。

一穴多用： ①针刺：直刺0.5~1.0寸。②按摩：用拇指指尖用力掐揉太冲200次，可缓解眩晕、头痛等。③艾灸：用艾条温和灸10~15分钟，可缓解月经不调、癃闭、遗尿等。

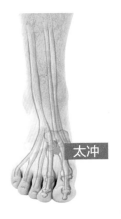

中封

功效：疏肝健脾、理气消疝

主治：内踝肿痛、足冷、小腹痛、嗌干、肝炎

精准定位： 在踝区，内踝前，胫骨前肌肌腱的内侧缘凹陷中。

快速取穴： 坐位，足大趾上翘，足背内侧可见两条大筋，二者之间的凹陷处即是。

一穴多用： ①针刺：直刺0.5~0.8寸，局部酸胀，可向足背放射。②按摩：用拇指指尖用力掐揉中封200次，可缓解胁肋痛。

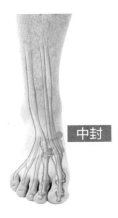

蠡沟

功效：理气调经、清热利湿

主治：疝气、遗尿、阴痛阴痒、
月经不调、崩漏

精准定位： 在小腿内侧，内踝尖上5寸，胫骨内侧面的中央。

快速取穴： 坐位，内踝尖垂直向上7横指，胫骨内侧凹陷处即是。

一穴多用： ①针刺：平刺0.5~0.8寸，局部酸胀。②按摩：用拇指指尖掐揉蠡沟200次，可用于缓解月经不调、阴茎痛等。③艾灸：用艾条温和灸10~15分钟，可缓解月经不调、崩漏、疝气等。

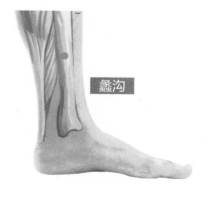
蠡沟

曲泉

功效：疏肝理气、调经止带

主治：月经不调、子宫脱垂、阳痿、
乳腺增生

精准定位： 在膝部，腘横纹内侧端，半腱肌肌腱内缘凹陷中。

快速取穴： 膝内侧，屈膝时可见膝关节内侧面横纹端，横纹头凹陷处即是。

一穴多用： ①针刺：直刺0.8~1.3寸，局部酸胀，可向周围放射。②按摩：用拇指按揉曲泉200次，可缓解膝痛。③艾灸：用艾条温和灸10~15分钟，可缓解月经不调、阳痿、疝气等。

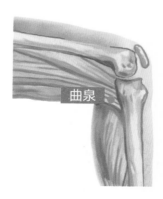
曲泉

足五里

功效：固化脾土、除湿降浊

主治：腹胀、小便不利、阴囊湿痒

精准定位： 在股前区，气冲直下3寸，动脉搏动处。

快速取穴： 先取气冲，直下4横指处即是。

一穴多用： ①针刺：直刺0.8~1.4寸，注意针刺时避开股动脉、股静脉。②按摩：用拇指按揉足五里200次，可缓解腹痛。③艾灸：用艾条温和灸10~15分钟，可缓解腹痛。④拔罐：用火罐留罐5~10分钟，可缓解小便不利。⑤刮痧：从上向下刮拭3~5分钟，可缓解阴痒、阴囊湿疹、小便不利等。

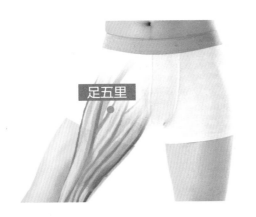

足五里

章门

功效：健脾消胀、和胃利胆

主治：腹痛、腹胀、口干、打嗝、口苦、呕吐、腹泻

精准定位： 在侧腹部，第11肋游离端的下际。

快速取穴： 正坐，屈肘合腋，肘尖所指处，按压有酸胀感处即是。

一穴多用： ①针刺：斜刺0.5~0.8寸，侧腹部酸胀，可向腹后壁传导。②按摩：用拇指按揉章门200次，可缓解胸胁痛、腹痛、腹胀等。③艾灸：用艾条温和灸10~15分钟，可缓解胸胁痛、泄泻等。④拔罐：用火罐留罐5~10分钟，可缓解腹胀、腹痛、胁肋胀痛等。⑤刮痧：从中间向两侧刮拭3~5分钟，可缓解腹胀、腹痛、呕吐、黄疸等。

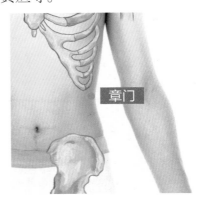

章门

任脉

任脉是奇经八脉之一，人体诸阴经的脉气都受到任脉的统领，主治五脏六腑的病症，而且，对于女性来说，任脉具有调节月经、增强女性生殖功能的作用。其经穴分布在会阴、腹、胸、颈及下颌部的正中线上，起于会阴，止于承浆，共 24 个穴位。

中极

功效：温肾助阳、调经止带

主治：尿频、遗精、月经不调、痛经、前列腺炎、夜尿症

精准定位：在下腹部，脐中下 4 寸，前正中线上。

快速取穴：在下腹部正中线上，曲骨直上 1 横指处即是。

一穴多用：①针刺：直刺 0.5~1.0 寸。②按摩：用拇指按揉中极 200 次，可用于缓解月经不调、阳痿等。③艾灸：用艾条温和灸 10~15 分钟，可缓解阳痿、疝气、月经不调、癃闭等。

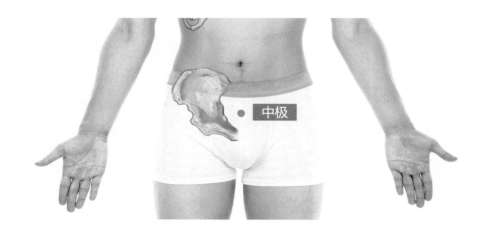

关元

功效:培补元气、调经止带

主治:虚胖浮肿、月经不调、痛经、遗精、小儿发热、胃肠疾病

精准定位:在下腹部,脐中下 3 寸,前正中线上。

快速取穴:在下腹部,正中线上,肚脐中央向下 4 横指处即是。

一穴多用:①针刺:直刺 1.0 寸,局部酸胀,可放射至外生殖器及会阴部。②按摩:用拇指按揉关元 200 次,可缓解疝气、阳痿等。③艾灸:用艾条温和灸或用艾炷隔姜灸 10~15 分钟,可调理虚劳。④拔罐:用火罐留罐 5~10 分钟,可辅助治疗癃闭、淋证等。

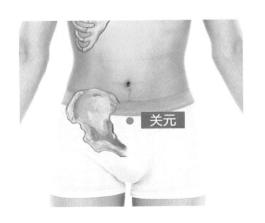

关元

气海

功效:温阳益气、调经固精

主治:小腹疾病、胃肠疾病、虚证、遗精

精准定位:在下腹部,脐中下 1.5 寸,前正中线上。

快速取穴:在下腹部,正中线上,肚脐中央向下 2 横指处即是。

一穴多用:①针刺:直刺 1.0 寸,局部酸胀,可放射至外阴部。②按摩:用拇指按揉气海 200 次,可缓解四肢乏力、月经不调、痛经等。③艾灸:用艾条温和灸 10~15 分钟,可缓解多种气虚证候及痛经、月经不调等。④拔罐:用火罐留罐 5~10 分钟,可缓解癃闭、水肿、水谷不化等。⑤刮痧:从上向下刮拭 3~5 分钟,可缓解遗精、阳痿、形体羸瘦等。

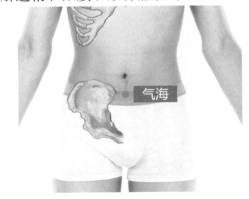

气海

神阙

功效：温阳救逆、利水固脱

主治：腹泻、腹胀、月经不调、崩漏、遗精

精准定位：在脐区，脐中央。

快速取穴：在下腹部，肚脐中央即是。

一穴多用：①按摩：睡前按揉神阙200次，有助于改善失眠多梦。②艾灸：用艾炷隔盐灸，可缓解四肢厥冷；用艾条温和灸10~15分钟，可缓解肠鸣、腹痛、泄泻等。

中脘

功效：健脾和胃、通降腑气

主治：高血压、胃痛、小儿厌食、呕吐、急性胃肠炎

精准定位：在上腹部，脐中上4寸，前正中线上。

快速取穴：在上腹部，正中线上，肚脐与剑胸结合连线的中点处即是。

一穴多用：①针刺：直刺1.0~1.5寸，局部酸胀沉重，胃部有收缩感。②按摩：用拇指按揉中脘200次，可缓解肠胃疾病。③艾灸：用艾条温和灸10~15分钟，可缓解泄泻、腹胀等。④拔罐：用火罐留罐5~10分钟，可缓解腹痛、疳积、哮喘等。

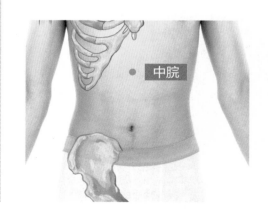

膻中

功效：理气止痛、生津增液

主治：胸闷、气管炎、咳喘、呕吐、
　　　围绝经期综合征、产妇乳少

精准定位： 在胸部，横平第4肋间隙，前正中线上。

快速取穴： 仰卧位，两乳头连线中点。

一穴多用： ①针刺：平刺或斜刺0.3~0.5寸。②按摩：用拇指按揉膻中200次，可缓解胸痛、气短、咳嗽等。③艾灸：用艾条温和灸10~15分钟，可缓解胸痛、咳嗽等。④拔罐：用火罐留罐5~10分钟，可缓解胸痛、心痛等。

廉泉

功效：利喉舒舌、消肿止痛

主治：舌下肿痛、舌强不语、口苦、
　　　口舌生疮

精准定位： 在颈前区，喉结上方，舌骨上缘凹陷中，前正中线上。

快速取穴： 从下巴沿颈前正中线向下推，喉结上方可触及舌骨体，上缘中点处即是。

一穴多用： ①针刺：直刺0.5~0.8寸。②按摩：用拇指按揉廉泉200次，可缓解咽喉肿痛。③刮痧：从上向下刮拭3~5分钟，可缓解言语不利，扁桃体炎，急性、慢性咽炎等。

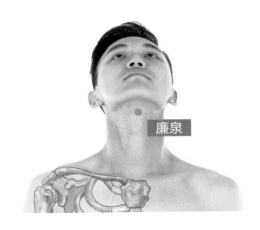

膻中

廉泉

督脉

督脉是奇经八脉之一，经穴分布在尾骶、腰背、颈项、头面、口鼻部的正中线上，起于长强，止于龈交，共 28 个穴位。其中腰背部穴位主要用于治疗脏腑病，头面部穴位主要治疗神志病及风邪病。督脉集一身之阳气，大多阳气过剩或者阳虚所导致的病证，都可以在督脉上找到合适的穴位进行治疗。

———

命门

功效：温阳益肾、舒筋活络
主治：遗精、阳痿、腰脊冷痛、下肢痿痹

精准定位：在脊柱区，第 2 腰椎棘突下凹陷中，后正中线上。

快速取穴：肚脐水平线与后正中线交点，按压有凹陷处即是。

一穴多用：①针刺：直刺 0.5~0.8 寸。②按摩：用拇指按揉命门 200 次，可缓解腰腿痛、遗精、遗尿等。③艾灸：用艾条温和灸 10~15 分钟，可缓解月经不调、腰脊冷痛、遗精、遗尿等。

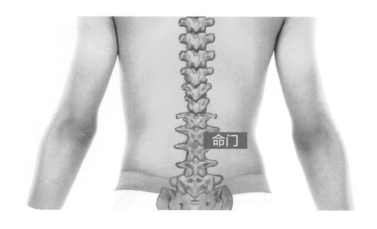
命门

大椎

功效：清热解表、截疟止痛

主治：外感发热、头项强痛、疟疾、
　　　呕吐

精准定位： 在脊柱区，第 7 颈椎棘突
下凹陷中，后正中线上。

快速取穴： 低头，颈背交界椎骨高突
处椎体，下缘凹陷处即是。

一穴多用： ①针刺：直刺 0.5~0.8 寸。
②按摩：用拇指按揉大椎 200 次，可
缓解颈项痛。③艾灸：用艾条温和灸
10~15 分钟，可缓解颈项冷痛。④拔
罐：用火罐留罐 5~10 分钟，或连续
走罐 5 分钟，可缓解肩背痛、脑卒中、
鼻出血等。⑤刮痧：从中间向外侧刮
拭 3~5 分钟，可缓解心烦、热病等。

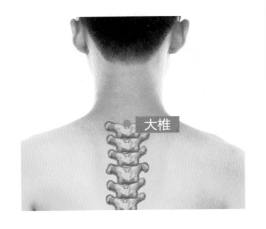

大椎

风府

功效：散风息风、通关开窍

主治：感冒、颈项强痛、脑卒中、
　　　咽喉肿痛、眩晕

精准定位： 在颈后区，枕外隆凸直下，
两侧斜方肌之间凹陷中。

快速取穴： 沿脊柱向上，入后发际 1
横指处即是。

一穴多用： ①针刺：患者伏案正坐，
头微前倾，使颈部肌肉放松，医生持
针向患者下颌方向缓慢刺入 0.5~1.0
寸。不可上刺，以免刺入枕骨大孔，
刺伤延髓。此法具有一定危险性，
应由专业医生操作。②按摩：用拇
指按揉风府 200 次，可缓解颈项痛、
头痛等。

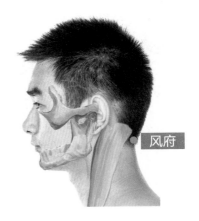

风府

百会

功效：息风镇静、醒脑开窍

主治：脑卒中、惊悸、头痛、头晕、
健忘、耳鸣、痔疮、低血压

精准定位： 在头部，前发际正中直上5寸。

快速取穴： 正坐，两耳尖连线与头正中线相交处，按压有凹陷处即是。

一穴多用： ①针刺：平刺0.5~0.8寸，局部酸胀，可扩散至头顶部。②按摩：用拇指按揉百会200次，可缓解眩晕、头痛等。③艾灸：用艾条温和灸10~15分钟，有助于辅助治疗脱肛、阴挺等。④刮痧：从前向后刮拭3~5分钟，可缓解头痛、癫痫、失眠、惊悸、痢疾等。

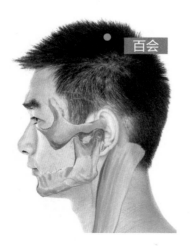

百会

神庭

功效：宁神醒脑、降逆平喘

主治：失眠、头晕、目眩、鼻塞、
流泪、目赤肿痛

精准定位： 在头部，前发际正中直上0.5寸。

快速取穴： 正坐，从前发际正中直上半横指，拇指指甲中点处即是。

一穴多用： ①针刺：平刺0.3~0.5寸，局部酸胀。②按摩：用拇指按揉神庭200次，可缓解头痛、失眠、健忘等。③刮痧：从前向后刮拭3~5分钟，可缓解头痛、失眠、目赤肿痛等。

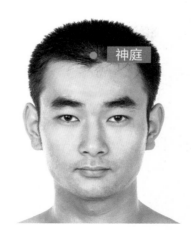

神庭

水沟

功效:醒脑开窍、清热息风

主治:晕厥、中暑、惊风、面肿、
　　　腰脊强痛

精准定位:在面部,人中沟的上 1/3
与中 1/3 交点处。

快速取穴:仰卧,面部人中沟上 1/3
处即是。

一穴多用:①针刺:向上斜刺 0.3~0.5
寸。②按摩:用指尖掐按水沟,可缓
解昏迷。

印堂

功效:明目通鼻、疏风清热

主治:过敏性鼻炎、失眠、眩晕、
　　　头痛、三叉神经痛

精准定位:在头部,两眉毛内侧端中
间的凹陷处。

快速取穴:两眉毛内侧端连线中点处
即是。

一穴多用:①针刺:提捏进针,从上
向下平刺 0.3~0.5 寸。②按摩:用拇
指按揉印堂,可缓解头晕、失眠、健
忘以及多种鼻病。

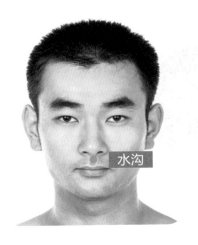

水沟

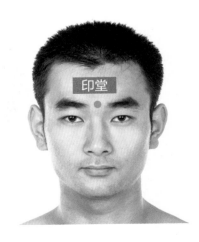

印堂

经外奇穴

除常规穴位，还有一类穴位，因为常有奇效，而被称作"奇穴"，又因其大部分穴位不处于十四经脉循行线上，或虽在线上，但未被归于十四经脉，而被称作"经外奇穴"。经外奇穴的分布比较分散，在临床上，对病证的针对性也更强一些，历代医家对奇穴都是颇为重视的。

四神聪

功效：镇静安神、聪耳明目

主治：失眠、健忘、癫痫、头痛、眩晕

精准定位：在头部，百会前后左右各旁开1寸，共4穴。

快速取穴：先找百会，其前后左右各1横指处即是，共4穴。

一穴多用：①针刺：平刺0.5~0.8寸。②按摩：用拇指按揉四神聪，可用于缓解眩晕、头痛等。③刮痧：从前向后刮拭3~5分钟，可缓解头痛、癫痫、失眠、惊悸、痢疾等。

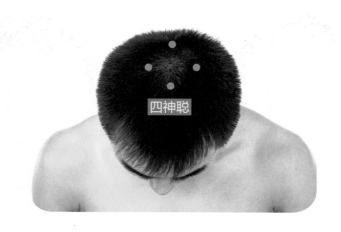

太阳

功效：清热消肿、通络止痛

主治：感冒、失眠、健忘、头痛、
　　　眩晕、三叉神经痛

精准定位： 在头部，眉梢与目外眦之间，向后约1横指的凹陷中。

快速取穴： 眉梢与目外眦连线中点向后1横指，触及一凹陷处即是。

一穴多用： ①针刺：直刺或斜刺0.3~0.5寸。②按摩：用拇指按揉太阳200次，可缓解偏头痛。③刮痧：从前向后刮拭3~5分钟，可缓解头痛、癫痫、失眠、惊悸、目赤肿痛等。

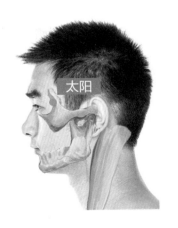

耳尖

功效：清热消肿、明目利咽

主治：急性结膜炎、睑腺炎、沙眼、
　　　头痛

精准定位： 在耳区，外耳轮的最高点。

快速取穴： 将耳郭折向前方，耳郭上方尖端处即是。

一穴多用： ①针刺：直刺0.1~0.2寸。②刺血：用三棱针在耳尖点刺放血1~2毫升，可缓解多种热病、炎症、皮肤病。

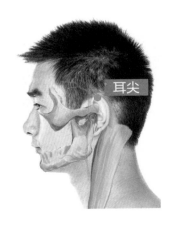

翳明

功效：息风宁神、退翳明目

主治：远视、近视、白内障、青光眼、
　　　耳鸣、头痛、眩晕、失眠

精准定位：在项部，翳风后 1 寸处。

快速取穴：将耳垂向后按，正对耳垂
边缘凹陷处，向后 1 横指处即是。

一穴多用：①针刺：直刺 0.4~0.8 寸。
②按摩：用拇指按揉翳明 200 次，可
缓解多种眼部疾病。③艾灸：用艾条
温和灸 10~15 分钟，可缓解眩晕、失
眠等。

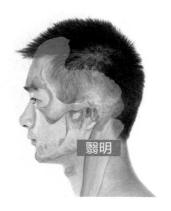

翳明

颈百劳

功效：滋补肺阴、舒筋活络

主治：支气管炎、支气管哮喘、
　　　颈椎病

精准定位：在颈部，第 7 颈椎棘突直
上 2 寸，后正中线旁开 1 寸。

快速取穴：颈背交界椎骨高突处椎体，
直上 3 横指，再旁开 1 横指处即是。

一穴多用：①针刺：直刺 0.5~1.0 寸。
②按摩：用拇指按揉颈百劳 200 次，
可缓解颈项痛、咳嗽、气喘等。③艾
灸：用艾条温和灸 10~15 分钟，可缓
解颈项冷痛、咳嗽、气喘等。④刮痧：
从中间向外侧刮拭 3~5 分钟，可缓解
心烦、热病、瘰疬等。

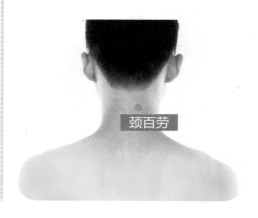

颈百劳

子宫

功效：理气止痛

主治：月经不调、子宫脱垂、痛经、
　　　盆腔炎

精准定位： 在下腹部，脐中下 4 寸，
前正中线旁开 3 寸。

快速取穴： 先取中极，旁开 4 横指处
即是。

一穴多用： ①针刺：直刺 0.8~1.2 寸。
②按摩：用拇指按揉子宫 200 次，有
助于防治多种妇科疾病。③艾灸：用
艾条温和灸或用艾炷隔姜灸 10~15 分
钟，可缓解子宫脱垂、痛经等。

定喘

功效：止咳定喘

主治：支气管炎、百日咳、落枕、
　　　支气管哮喘

精准定位： 在脊柱区，横平第 7 颈椎
棘突下，后正中线旁开 0.5 寸。

快速取穴： 颈背交界椎骨高突处椎体
下缘，旁开半横指处即是。

一穴多用： ①针刺：直刺 0.5~1.0 寸。
②按摩：用拇指按揉定喘 200 次，可
缓解咳嗽、气喘等。③艾灸：用艾条
温和灸 10~15 分钟，可缓解哮喘。

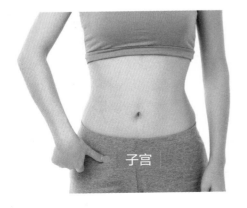

子宫

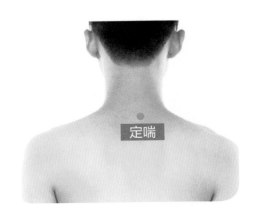

定喘

夹脊

功效：调理脏腑、通利关节

主治：心肺疾病、胃肠疾病、
腰腹疾病

精准定位：在脊柱区，第1胸椎至第5腰椎棘突下两侧，后正中线旁开 0.5 寸，一侧有 17 穴。

快速取穴：颈背交界椎骨高突处椎体，向下推共有 17 个椎体，旁开半横指处即是。

一穴多用：①针刺：直刺 0.3~0.5 寸。②按摩：用拇指按揉夹脊 200 次，可缓解相应部位的疾病。③艾灸：用艾条温和灸 10~15 分钟，可改善脊柱病。

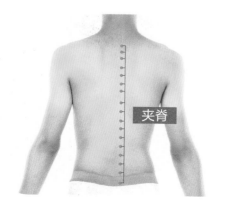

夹脊

腰眼

功效：益肾健腰、通络止痛

主治：腰痛、睾丸炎、遗尿、肾炎、
腰肌劳损、妇科病

精准定位：在腰区，横平第 4 腰椎棘突下，后正中线旁开约 3.5 寸凹陷中。

快速取穴：两侧髂嵴高点水平线与脊柱交点旁开 3.5 寸处即是。

一穴多用：①针刺：直刺 0.5~1.0 寸。②按摩：用拇指按揉腰眼 200 次，可缓解月经不调、腰痛、泄泻等。③艾灸：用艾条温和灸 10~15 分钟，可缓解小便不利、腰脊冷痛等。④拔罐：用火罐留罐 5~10 分钟，或连续走罐 5 分钟，可用于缓解腰腿痛。⑤刮痧：从中间向外侧刮拭 3~5 分钟，可缓解小便不利、泄泻、腰痛等。

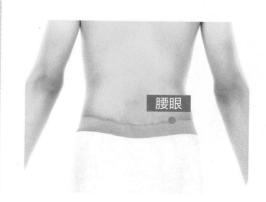

腰眼

腰痛点

功效：理气消肿、通络止痛

主治：急性腰扭伤、头痛、目眩、
　　　耳鸣、气喘

精准定位： 在手背，第2、3掌骨间及
第4、5掌骨间，腕背侧远端横纹与掌
指关节的中点处，一手2穴。

快速取穴： 手背第2、3掌骨间，第4、
5掌骨间，掌背中点的凹陷处即是。

一穴多用： ①针刺：直刺0.3~0.5寸。
②按摩：用指尖掐按腰痛点200次，
可缓解急性腰扭伤。③刮痧：从手腕
向指尖刮拭3~5分钟，可缓解小儿惊
风、头痛、耳鸣等。

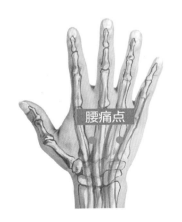

腰痛点

外劳宫

功效：通络止痛、健脾消积

主治：颈椎病、落枕、手背红肿、
　　　咽喉炎、偏头痛

精准定位： 在手背，第2、3掌骨间，
掌指关节后0.5寸（指寸）凹陷中。

快速取穴： 手背第2、3掌骨间，掌指
关节向后半横指处即是。

一穴多用： ①针刺：直刺0.3~0.5寸。
②按摩：用指尖掐按外劳宫200次，
可缓解颈椎病、落枕等。③刮痧：从
手腕向指尖刮拭3~5分钟，可缓解偏
头痛、咽喉肿痛、风寒感冒等。

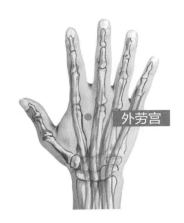

外劳宫

四缝

功效：健脾消积

主治：百日咳、哮喘、肠蛔虫病、小儿消化不良

精准定位：在手指，第2~5指掌面的近侧指间关节横纹的中央，一手4穴。

快速取穴：手掌侧，第2~5指近侧指间关节中点即是。

一穴多用：①针刺：点刺0.1~0.2寸。②刺血：用三棱针点刺四缝并挤出淡黄色液体1~2毫升，可缓解小儿疳积。

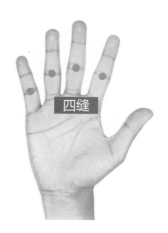

十宣

功效：泻热止痉、开窍醒脑

主治：昏迷、休克、急性胃肠炎、咽喉肿痛、高血压

精准定位：在手指，十指尖端，距指甲游离缘0.1寸(指寸)，左右共10穴。

快速取穴：十指微屈，十指尖端，指甲游离缘尖端处即是。

一穴多用：①针刺：直刺0.1~0.2寸。②刺血：用三棱针在十宣点刺放血1~2毫升，可用于辅助治疗昏迷、休克、癫狂、咽喉肿痛、指端麻木等。

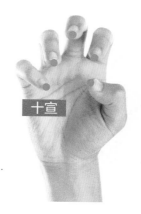

鹤顶

功效：疏通经络、消肿止痛

主治：脑血管病后遗症、下肢无力、膝关节炎

精准定位：在膝前区，髌底中点的上方凹陷中。

快速取穴：膝部正中骨头上缘凹陷处即是。

一穴多用：①针刺：直刺 0.3~0.5 寸。②按摩：掐按鹤顶 200 次，可缓解膝关节炎。③艾灸：用艾条温和灸 10~15 分钟，可缓解下肢寒痹、膝关节冷痛等。

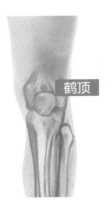

鹤顶

胆囊

功效：清热化胆、利胆退黄

主治：胆囊炎、胆结石、胆绞痛

精准定位：在小腿外侧，腓骨小头直下 2 寸。

快速取穴：小腿外侧上部，阳陵泉直下 3 横指处即是。

一穴多用：①针刺：直刺 0.8~1.2 寸。②按摩：用拇指按揉胆囊 200 次，可缓解下肢痹痛、胆囊炎等。③艾灸：用艾条温和灸 10~15 分钟，可缓解膝痛、下肢痹痛、胆绞痛等。④刮痧：从上向下刮拭 3~5 分钟，可缓解黄疸、胆绞痛等。

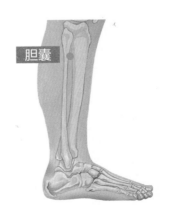

胆囊

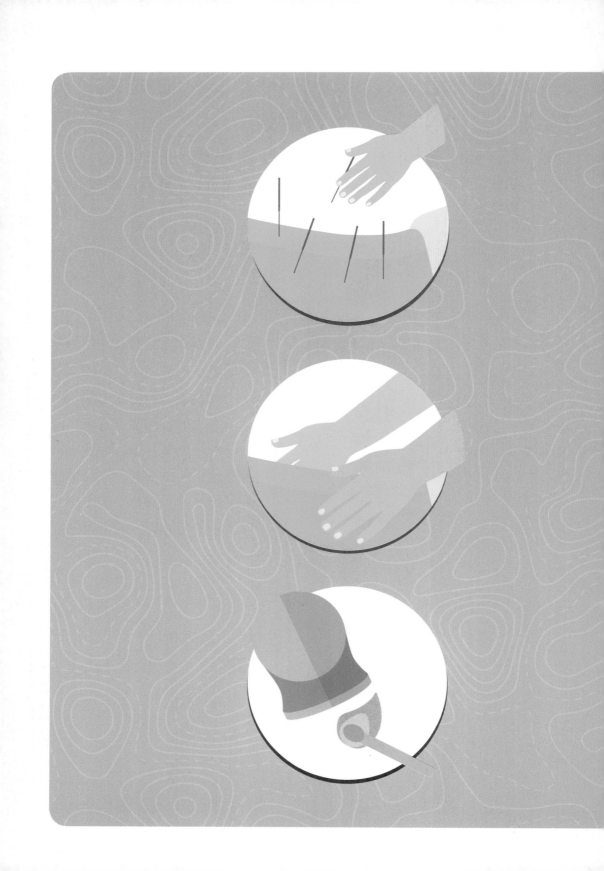

第三章

巧用穴位，缓解常见病

中脘调脾胃、内关治心病、肾俞主泌尿系统疾病……人体上下有数百个穴位，这些穴位可以辅助治疗大多数常见病。按摩、拔罐、针刺、艾灸、刮痧，不同的中医疗法又进一步丰富了穴位疗疾的内涵。在本书的前两章，我们了解到不同的中医疗法和诸多穴位的功效，接下来要做的就是将其运用于实战。

肩颈腰腿不酸不痛

当下很多人在长时间的工作过程中，一直维持着一种身体姿势，导致肩颈腰腿的问题越来越突出，我们应该对此多加重视。

颈椎病

颈椎病属于中医的痹证，常是由于外伤、气虚、血虚，以及感受风寒湿邪所致，从而出现头昏、目眩、耳鸣等症状，多与痰浊、肝风、虚损有关。

保养要点

√ 日常生活中应加强肩颈肌肉的锻炼。

✗ 睡觉时枕头不宜过高或过低；不要躺着看书、看电视。

穴位方
肩井、天宗能活络止痛；
曲池能缓解颈椎病所致的
头痛、头晕。

拿捏肩井
拇指和其余四指
相对，拿捏肩井
2~3 分钟，以局
部感到酸胀为佳。

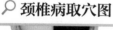

颈椎病取穴图

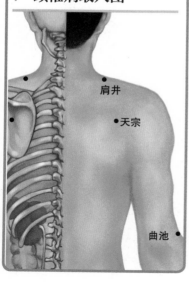

肩井

天宗

曲池

推按天宗
用拇指指腹推按天宗
2~3 分钟，以局部感到
酸胀为宜。

拿捏

推按

按揉

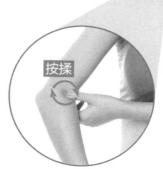

按揉曲池
用拇指指腹按揉
曲池 2~3 分钟。

落枕

落枕是颈项部常见疾病，又称"失枕""颈部失筋"，多因睡觉姿势不正确或枕头高低不适，导致颈项部肌肉紧张、痉挛，进而活动受限。

穴位方

刺激大椎可以行气活血；刺激后溪可以缓解头项强痛的症状；外劳宫被称为"落枕穴"，是治疗落枕的特效穴位。除针刺外，点按后溪、外劳宫各 50~100 次，配合颈椎的缓慢活动，落枕情况也会有明显缓解。

保养要点

✓ 用热毛巾敷患处 10~15 分钟，可缓解局部肌肉痉挛，改善血液循环。

✓ 用吹风机对着肩颈部吹热风，可以很好地促进肩颈部的血液循环，有缓解疼痛的作用。注意吹风机的出风口不要离皮肤过近。

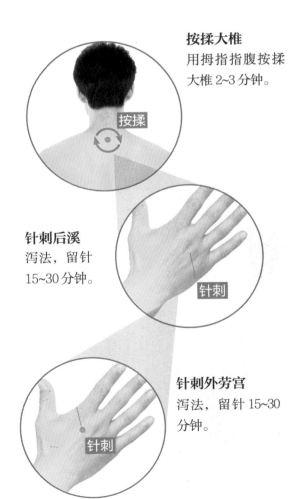

🔍 **落枕取穴图**

大椎

外劳宫

后溪

按揉大椎
用拇指指腹按揉大椎 2~3 分钟。

按揉

针刺后溪
泻法，留针 15~30 分钟。

针刺

针刺外劳宫
泻法，留针 15~30 分钟。

针刺

肩周炎

肩周炎是肩关节周围炎的简称，指肩关节及其周围软组织退行性改变所引起的肌肉、肌腱、滑囊、关节囊等肩关节周围软组织的炎症反应。肩周炎是常见病、多发病，主要症状表现为肩部放射性疼痛。

保养要点

✓ 冬季应注意肩部的保暖，夏季也应注意防寒，避免空调、风扇直吹。

✓ 经常伏案、双肩经常处于外展状态的人，应定期进行肩部拉伸和放松运动。

穴位方

肩贞、天宗、肩髎是临床治疗肩周炎常用的穴位。按摩这几个穴位，能够祛风散寒、温经通络，对缓解肩周炎有较好的作用。除上述穴位外，也可找到肩部的压痛点进行按摩。

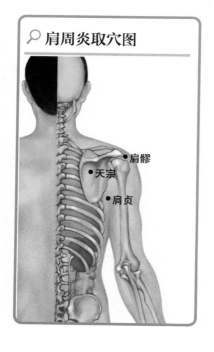

🔍 肩周炎取穴图

肩髎
天宗
肩贞

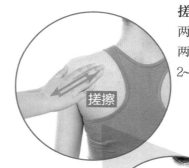

搓擦肩贞
两手手掌分别在两侧肩贞处搓擦2~3分钟。

按揉天宗
用拇指按揉天宗2~3分钟。

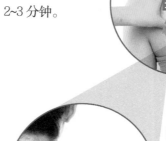

按揉肩髎
在肩髎按揉2~3分钟，以有酸胀感为度。

腰肌劳损

腰肌劳损是指腰部肌肉及其附着点筋膜或骨膜出现慢性损伤性炎症，主要症状是腰或腰骶部胀痛、酸痛，反复发作，疼痛可随气候或劳累程度而变化，如日间过度劳累会加重症状，休息后可减轻。

保养要点

✓ 尽量避免过度弯腰，搬重物时先蹲下身体，再伸直腰背，腿部发力站起，可避免腰部用力过度。

✗ 在僵坐 1 小时后要换一个姿势，可以使用有突起的靠垫为腰部缓解压力。

穴位方

肾俞具有滋阴壮阳、补肾健腰的作用；
阳陵泉具有舒筋活络、强壮腰膝的作用；
委中可舒筋活络、解痉止痛。

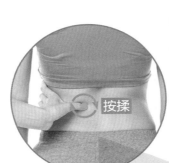

按揉肾俞
用拇指指腹按揉肾俞1分钟。

🔍 腰肌劳损取穴图

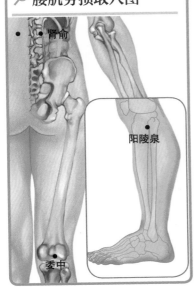

肾俞

阳陵泉

委中

按揉阳陵泉
用拇指指腹重力按揉阳陵泉1分钟，以有酸胀感为宜。

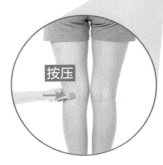

按压委中
用拇指指腹按压委中1~2分钟。

腱鞘炎

　　腱鞘是肌腱外面的双层套管样密闭的滑膜管，是保护肌腱的滑液鞘。若肌腱长期在此过度摩擦，就会形成肌腱和腱鞘的损伤性炎症，引起肿胀，称为腱鞘炎。

保养要点

✓ 日常要多活动手指、手腕，多做手指操。

✗ 受寒容易引发炎症，在日常生活中不宜冷水洗衣服、洗碗。

穴位方
阳溪、阳池、阳谷都是治疗腱鞘炎的常用穴，诸穴相配可疏通局部的气血，缓解疼痛。

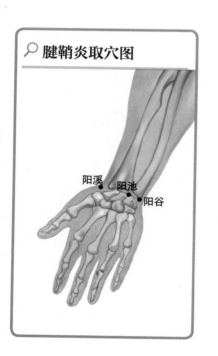

腱鞘炎取穴图

阳溪　阳池　阳谷

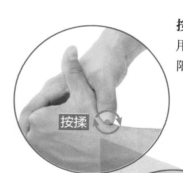

按揉阳溪
用拇指指腹按揉阳溪1分钟。

按揉

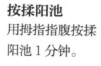

按揉阳池
用拇指指腹按揉阳池1分钟。

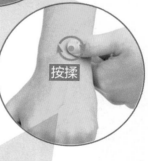

按揉

按揉阳谷
用拇指指腹按揉阳谷2~3分钟。

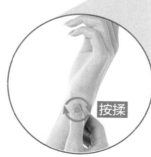

按揉

网球肘

　　网球肘是肱骨外上髁炎的俗称，以肘部疼痛为主要症状。由于本病最早见于网球运动员，故称网球肘。如果反复地伸展手腕（如网球的反手挥拍动作），就会导致肌腱部分劳损，从而导致网球肘出现。

保养要点

✓ 平时需要注意锻炼手臂肌肉，增强手臂肌肉力量。

✗ 日常生活中切忌过度使用手肘，如长时间反复伸肘或提重物等。

穴位方
曲池、手三里、合谷主治肘臂部疼痛，在缓解疼痛的同时还可以疏通经络，改善炎症情况。

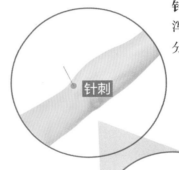

针刺曲池
泻法，留针 15~30 分钟。

针刺手三里
泻法，留针 15~30 分钟。

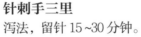

网球肘取穴图

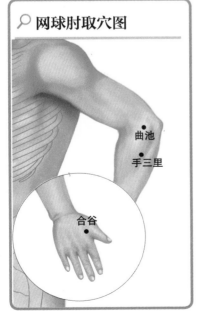

曲池
手三里
合谷

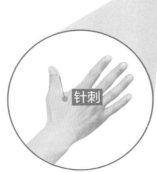

针刺合谷
泻法，留针 15~30 分钟。

缓解日常小病小痛

　　面对感冒、咳嗽、头痛等小病小痛，我们可以通过中医疗法来减轻症状，缓解不适。

感冒

　　感冒是常见的外感疾病，可表现为鼻塞、流鼻涕、打喷嚏、咳嗽、头痛、恶寒、发热、全身不适等。一年四季均可发病，尤以冬春两季多见。本病的基本病机与六淫入侵、卫表不和、肺气失宣有关。

穴位方
大椎可清热解郁、宽胸理气；
合谷可调和气血、清热解表；
列缺可止咳平喘、通宣理肺、
补阳益气。

保养要点

✓ 感冒时以清淡的饮食为主，应适当补充热量，且需要补充足够的水分。

✗ 感冒时不宜吃过多蛋白质含量丰富的食物，否则会增加肝肾的负担，不利于恢复。

刮痧大椎
用面刮法从上至下刮拭大椎，力度适中。

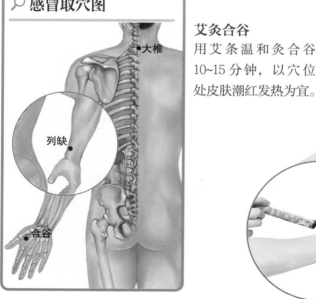

感冒取穴图

大椎

列缺

合谷

艾灸合谷
用艾条温和灸合谷10~15分钟，以穴位处皮肤潮红发热为宜。

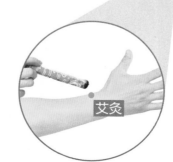

艾灸列缺
用艾条温和灸列缺10~15分钟，以受灸者能耐受为度。

咳嗽

　　咳嗽是因外感风寒、六淫袭肺或脏腑机能失调，导致肺失宣降，肺气上逆，冲击气道，发出咳声或伴有痰音为临床特征的一种病症。

保养要点

✓ 适量食用芝麻、蜂蜜等甘润食物，可补肺润燥。

✗ 不宜过多食用刺激性食物，不宜过多饮用刺激性饮品，以免刺激呼吸道。

穴位方

大椎可以补益虚损、养肺调心；肺俞可止咳平喘、通宣理肺；膻中可止咳平喘、宽胸理气。

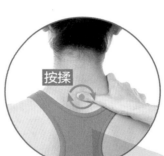

按揉大椎

用拇指指腹按揉大椎 1~2 分钟，以局部有酸胀感为宜，每天坚持按摩。

🔍 咳嗽取穴图

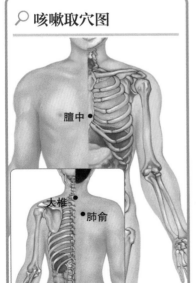

膻中

大椎　　肺俞

按压肺俞

用拇指指腹按压肺俞 2~3 分钟，每天 1~3 次。

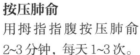

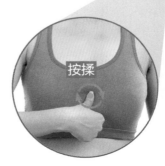

按揉膻中

用拇指指腹按揉膻中 1 分钟，以皮肤发红为宜。

便秘

正常人每日排便1~2次或1~2日排便1次；便秘患者每周排便少于3次，并且排便费力、粪质硬结、排便量少。气机郁滞、劳倦内伤、忧愁思虑、久坐久病等，都可能导致便秘。

保养要点

✓ 适量吃一些高纤维食物，如芹菜、玉米等，以促进肠胃蠕动。

✓ 适量吃一些含有消化酶的食物，可以增强胃肠消化功能。

穴位方

足三里可调理脾胃、疏通经络；上巨虚可理气通便；三阴交可调补肝肾、调和肠胃。如按揉上述穴位，效果不明显，可以加按支沟或顺时针摩腹，以缓解便秘症状。

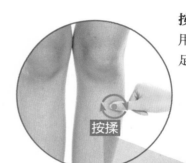

按揉足三里
用拇指指腹按揉足三里2~3分钟。

按揉上巨虚
用拇指指腹按揉上巨虚2~3分钟。

🔍 **便秘取穴图**

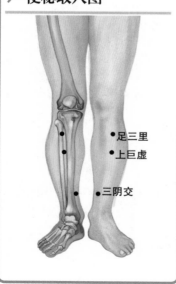

・足三里
・上巨虚
・三阴交

按揉三阴交
用拇指指腹按揉三阴交2~3分钟。

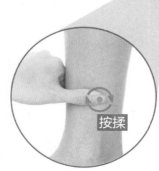

腹泻

腹泻是指大便次数超过平日习惯的频率且粪质稀薄，分为急性腹泻与慢性腹泻。若腹泻次数过多，体内大量的电解质及水分随粪便流失，就会出现全身乏力等症状，严重影响工作及生活。

保养要点

✓ 及时补充水分，防止脱水。

✗ 夏季炎热时也不宜袒露腹部，避免着凉。

穴位方

大肠俞可调和肠胃；天枢可调肠止泻；神阙可温阳益气。

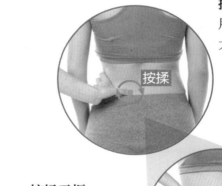

按揉大肠俞
用拇指指腹按揉大肠俞3~5分钟。

按揉天枢
用拇指指腹按揉天枢2~3分钟。

🔍 **腹泻取穴图**

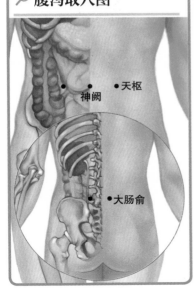

天枢
神阙
大肠俞

按揉神阙
用掌心按揉神阙3~5分钟。

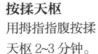

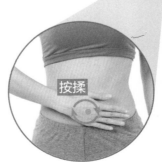

头痛

　　头痛是很多疾病都能引起的一种自觉症状，中医学将头痛分为外感、内伤两大类型。外感头痛通常是由外界邪气侵袭引起的；内伤头痛则是由脏腑功能失调、气血运行不畅引起的。

穴位方

太阳可提神醒脑、振奋精神；风池可散风息风、通关开窍；合谷可疏肝理气、升清降浊、宣通气血。

保养要点

✓ 日常按摩头部，既可预防头痛，也可缓解症状。

✓ 揉头皮：双手张开置于头上，十指指尖相对，做揉捏动作。

✓ 叩击头皮：用圆钝的木梳齿轻轻叩击头皮，每次 3~5 分钟，每天可多次叩击。

按揉太阳
用拇指指腹按揉太阳 2~3 分钟，力度宜轻柔。

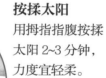

🔍 头痛取穴图

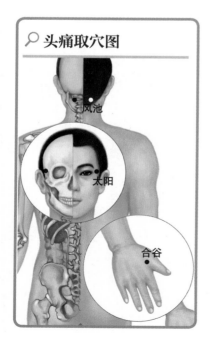

风池

太阳

合谷

按揉风池
用拇指指腹按揉风池 2~3 分钟。

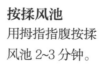

按揉合谷
用拇指指端按揉合谷 2~3 分钟。

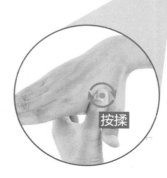

胃痉挛

胃痉挛即胃部肌肉抽搐，是胃呈现的一种强烈收缩状态，主要表现为上腹痛、呕吐等，多由神经功能异常导致，亦可因胃出现器质性疾病引起。

保养要点

✗ 日常应注意饮食，生冷、辛辣等对胃有刺激的食物应少吃。

✓ 及时做好腹部保暖工作，避免胃部持续受凉，从而加重不适症状。

穴位方

梁丘具有和胃健脾的功效；中脘对胃痉挛、腹胀、胃痛有一定的疗效；胃俞是胃的常用保健穴，可增强胃肠功能。

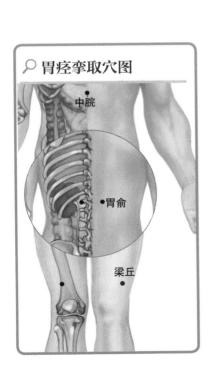

🔍 **胃痉挛取穴图**

中脘

胃俞

梁丘

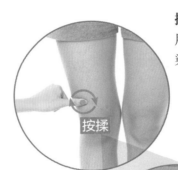

按揉梁丘
用拇指指腹按揉梁丘 2~3 分钟。

按揉

按揉中脘
用手掌轻轻按揉中脘 2~3 分钟。

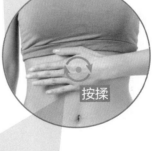

按揉

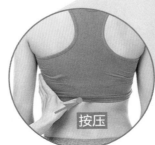

按压胃俞
用拇指指腹在胃俞按压 2~3 分钟。

按压

巧用穴位调理慢性病

中医疗法能对人体功能起到整体调节作用，激发我们的抗病能力和康复能力，有助于慢性病的预防和调理。不过刺激穴位虽然可以对慢性病起到辅助治疗的作用，但是药物治疗才是根本手段，要注意遵医嘱。

高血压

高血压是一种常见的慢性病，以血压持续升高为主要特征（成人收缩压大于等于140毫米汞柱，舒张压大于等于90毫米汞柱），中医认为本病的发生常与情志失调、饮食失节、内伤虚损等因素有关。

保养要点

✓ 适当的运动可以扩张血管、降低血压、锻炼心肌。

✓ 高血压患者在平时的饮食中要做到低盐、低脂肪，多吃钾含量丰富的食物，减少辛辣食品的摄入。

穴位方

刺激太阳、人迎可以在一定程度上降低血压水平；刺激内关，可以调节心血管系统功能。

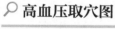

高血压取穴图

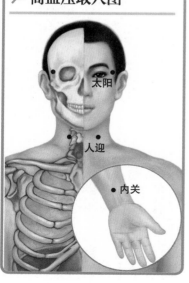

太阳

人迎

• 内关

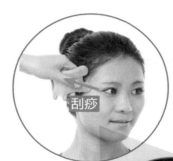

刮痧太阳
用角刮法刮拭太阳1~3分钟，力度适中，不要求出痧。

刮痧人迎
用面刮法刮拭人迎1~3分钟，力度轻，以微微潮红为宜。

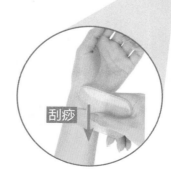

刮痧内关
用刮痧板刮拭内关1~3分钟，力度适中。

糖尿病

糖尿病是一种以高血糖为特征的代谢性疾病，主要的临床症状是多饮、多食、多尿、疲乏、清瘦、尿糖及血糖增高，是体内胰岛素绝对或相对的分泌不足而引起的糖代谢紊乱。

保养要点

√ 糖尿病患者的饮食要限制脂肪的摄入，应摄入适量的优质蛋白质。

✗ 暴饮暴食会导致血糖升高，加重病情。

穴位方

胃脘下俞又名胰俞，是降血糖的经验效穴；刺激肺俞可改善内脏机能；太溪是降血糖的常用穴位。诸穴相配有助于调节血糖。

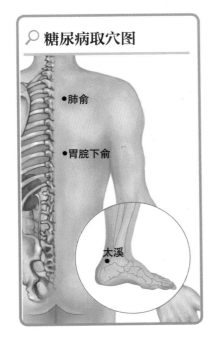

糖尿病取穴图

●肺俞

●胃脘下俞

太溪

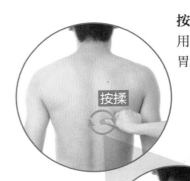

按揉胃脘下俞
用拇指指腹按揉胃脘下俞3~5分钟。

按揉

按揉肺俞
用拇指指腹按揉肺俞3~5分钟。

按揉

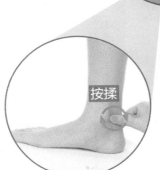

按揉太溪
用拇指指腹按揉太溪1~3分钟。

按揉

高脂血症

　　高脂血症是指多种原因导致的血浆中胆固醇、甘油三酯浓度升高的一类疾病，是中老年人常见的疾病之一，可诱发多种并发症。

保养要点

✓ 日常应多吃富含膳食纤维的食物，有助于降低血清中的胆固醇浓度。

✗ 长期吸烟或酗酒均会干扰血脂代谢，导致胆固醇和甘油三酯水平上升，应戒烟戒酒。

穴位方

刺激脾俞、三阴交可调理气血、活血通络；刺激丰隆可祛湿化痰，降血脂。

高脂血症取穴图

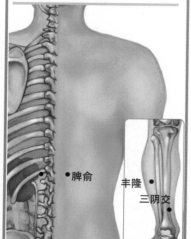

脾俞　丰隆　三阴交

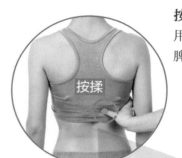

按揉脾俞
用拇指指腹按揉脾俞 2~3 分钟。

按揉三阴交
用拇指指腹推按三阴交 3~5 分钟。

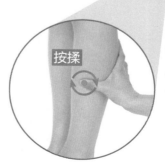

按揉丰隆
用拇指指腹按揉丰隆 2~3 分钟。

脂肪肝

脂肪肝是指由多种原因引起的肝细胞内脂肪堆积过多的病变，这是一种常见的肝脏病理改变，而非一种独立的疾病，酒精和肥胖是形成脂肪肝的主要原因。

穴位方

太冲具有和胃健脾、降逆利水之效；刺激关元可以固本培元，改善脂肪肝的状况；刺激肝俞可以疏肝解郁。

温馨提示：本书中所有艾灸、拔罐、刮痧图片仅为示意，实际操作中不隔衣。

保养要点

✓ 每天进行适度的有氧运动，可以减掉腰部的脂肪，降低患脂肪肝的风险。

✓ 脂肪肝患者应注意调整饮食结构，限制高热量食物和含糖饮料的摄入。

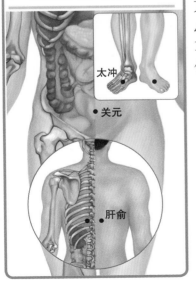

脂肪肝取穴图

太冲

关元

肝俞

按揉太冲

用拇指按揉太冲3~5分钟，感觉轻微酸胀即可。

按揉

艾灸关元

点燃艾条，温和灸关元10~15分钟，以施灸部位出现红晕为宜。

艾灸

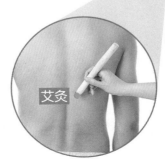

艾灸肝俞

点燃艾条，温和灸肝俞10~15分钟。

艾灸

慢性鼻炎

慢性鼻炎是鼻黏膜和黏膜下层的慢性炎症，一般分为慢性单纯性鼻炎和慢性肥厚性鼻炎，主要特点是鼻腔黏膜肿胀，分泌物增加，常有明确的致病微生物感染。

保养要点

✓ 应保证生活环境清洁。室内需时常通风，避免细菌滋生、灰尘积累。

✓ 注意保持鼻腔内的清洁与湿润，必要时可用温热的生理盐水冲洗鼻腔。

穴位方

刺激迎香可散风清热、宣通鼻窍；刺激合谷可祛邪解表、通利鼻窍；刺激曲池可调和气血、清热解表。

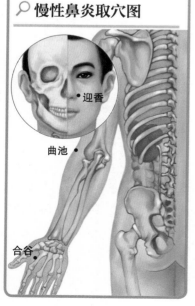

慢性鼻炎取穴图

迎香

曲池

合谷

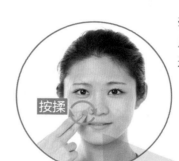

按揉迎香
用食指和中指按揉迎香2~3分钟。

按揉

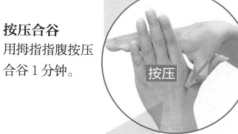

按压合谷
用拇指指腹按压合谷1分钟。

按压

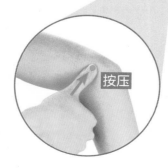

按压曲池
用拇指指腹按压曲池1分钟。

按压

冠心病

冠心病是冠状动脉粥样硬化性心脏病的简称，属中医胸痹的范畴。一般来说，人到中年之后，体质逐渐下降，五脏渐衰，脏腑功能失调，身体阳气不足，如果受到邪气侵袭，很容易引发冠心病。

保养要点

✗ 冠心病患者应避免长时间待在寒冷、闷热的环境中，以免增加心脏负担。

✓ 患者在日常生活中要注意保持情绪的稳定，不要过度激动。

穴位方

内关是治疗冠心病的常用穴位；膻中为强心要穴，有助于增加心肌供血；血海是调节心血管系统功能的要穴。

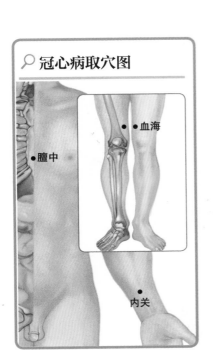

冠心病取穴图

膻中
血海
内关

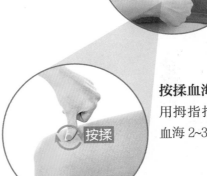

按揉内关
用拇指指腹按揉内关2~3分钟。

按揉膻中
用拇指指腹按揉膻中1分钟。

按揉血海
用拇指指腹按揉血海2~3分钟。

慢性支气管炎

慢性支气管炎是气管、支气管黏膜及周围组织的慢性非特异性炎症，其主要临床表现为反复咳嗽、咳痰等症状。排除其他疾病因素后，若患者反复咳嗽、咳痰每年持续3个月，持续2年以上的，一般可诊断为慢性支气管炎。

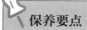

保养要点

✓ 日常应加强体育锻炼，增强体质，提高耐寒能力和机体抵抗力。

✓ 居所保持良好的环境卫生，保持空气流通和一定的空气湿度。

穴位方

刺激定喘可通宣理肺；刺激中府可肃降肺气、止咳平喘；刺激膻中可宽胸理气。

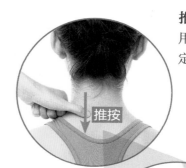

推按定喘

用拇指指腹推按定喘 3~5 分钟。

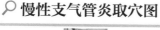

🔍 **慢性支气管炎取穴图**

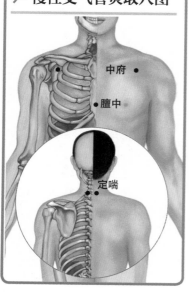

中府

膻中

定喘

按揉中府

用拇指指腹按揉中府 1~2 分钟。

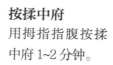

按揉膻中

将拇指指腹置于膻中上，按揉3分钟左右。

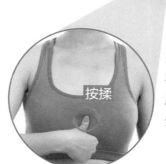

湿疹

　　湿疹是一种由内外多种因素所致的炎症性皮肤病，其特点为剧烈瘙痒、皮损多形性、对称分布、有渗出倾向、易反复发作，是临床常见病，一年四季均可发作。湿疹分为急性湿疹和慢性湿疹，急性湿疹反复发作，即转为慢性湿疹。

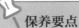
保养要点

✗ 湿疹患者忌食刺激性食物，以免瘙痒加重。

✗ 在皮肤破损处盲目用药可能会加重病情，应遵医嘱用药。

穴位方

刺激大椎可以温阳散寒、增强体质；刺激膈俞可以缓解血虚所导致的皮肤瘙痒；阴陵泉具有健脾利湿的功效，是祛湿的要穴。

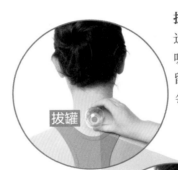

拔罐大椎

选取大椎，把罐吸附在穴位上，留罐10~15分钟，每天1次。

拔罐膈俞

选取膈俞，把罐吸附在穴位上，留罐10~15分钟，每天1次。

🔍 湿疹取穴图

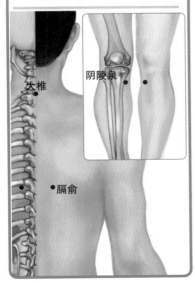

阴陵泉

大椎

膈俞

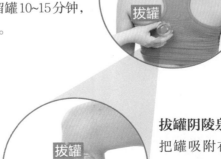

拔罐阴陵泉

把罐吸附在阴陵泉上，留罐10~15分钟，每天1次。

男科病、妇科病，难言之隐不用愁

很多人对男科病、妇科病讳莫如深，但是隐瞒症状、讳疾忌医对身体健康非常不利。我们应改变思想，在遵医嘱的基础上积极进行自我调养。

前列腺炎

前列腺炎临床表现为尿频、尿急、尿痛、性欲减退、阳痿、早泄，还可伴有头晕、头痛、失眠、多梦、乏力等症状，是常见的男科病之一。中医认为，其发病与下焦的湿、热、寒有密切的关系。

穴位方

刺激涌泉可益肾助阳、培补元气；
刺激关元可补肾益气、导赤通淋；
刺激阴陵泉可清利下焦湿热。

保养要点

✗ 忌烟酒，少吃辛辣、刺激性食物，以免加重病情。

✗ 久坐容易导致骨盆血液流通不畅，引起瘀血，从而加重症状。建议每坐 1 个小时以后，起来活动一下，使血流畅通。

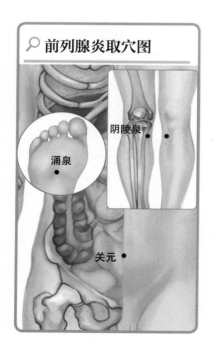

🔍 **前列腺炎取穴图**

阴陵泉

涌泉

关元

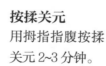

点揉涌泉
用食指关节点揉涌泉 2~3 分钟。

点揉

按揉关元
用拇指指腹按揉关元 2~3 分钟。

按揉

按揉阴陵泉
用拇指指腹按揉阴陵泉 2~3 分钟。

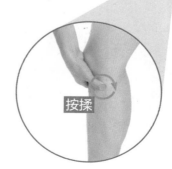

按揉

阳痿

　　阳痿是指男子阴茎不能勃起进行性交，或阴茎虽能勃起，但不能维持足够的硬度完成性交，或性交过程中出现早射精的现象。阳痿的发生与心血管疾病、糖尿病、高脂血症等疾病，以及年龄、不良生活习惯、心理因素等有关。

保养要点

✓ 每天搓热腰背部 2~3 次可缓解症状。

✗ 忌房事过度。长期房事、自慰过度，沉溺情色，易导致精神疲乏，是阳痿的原因之一。

穴位方

刺激肾俞可益肾固精；刺激关元可培补元气、导赤通淋；刺激三阴交可滋补肝肾。

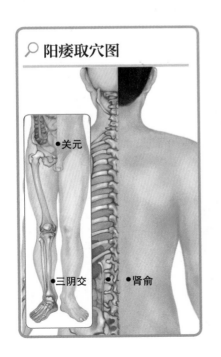

阳痿取穴图

●关元

●三阴交　　●肾俞

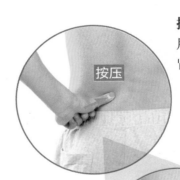

按压肾俞
用拇指指腹按压肾俞 2~3 分钟。

按压

按揉关元
用拇指指腹按揉关元 2~3 分钟。

按揉

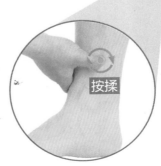

按揉

按揉三阴交
用拇指指腹按揉三阴交 2~3 分钟。

遗精

遗精是指男子在性交以外的情况下精液自行泄出的现象。频繁遗精会给身体带来一定的伤害，如引发头晕耳鸣、精神萎靡、失眠多梦等，长期频繁遗精可能导致性功能障碍。

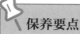

保养要点

✓ 多进行体育锻炼能够明显改善遗精现象。

✗ 遗精后不要受凉，更不要用冷水洗澡，以防寒邪乘虚而入。

穴位方

刺激涌泉可益肾助阳、培补元气；刺激关元可清热利湿、导赤通淋；刺激足三里可益气固体。

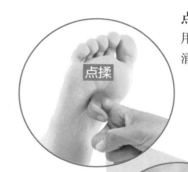

点揉涌泉
用食指关节点揉涌泉 2~3 分钟。

按揉关元
用拇指指腹按揉关元 2~3 分钟。

遗精取穴图

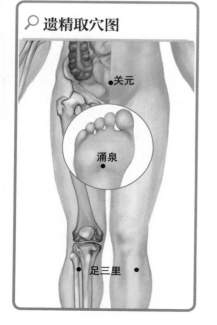

关元

涌泉

足三里

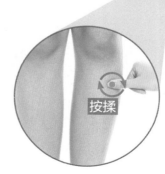

按揉足三里
用拇指指腹按揉足三里 2~3 分钟。

早泄

早泄是指男子行房时过早射精而影响正常性生活的一种病症，是男子性功能障碍的常见疾病，多与遗精、阳痿相伴出现。早泄多是由精神因素引起的，工作和生活压力过大、焦虑、抑郁等，均可成为早泄的诱因。

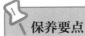

保养要点

✗ 注意性生活的频率，不可过度纵欲。

✓ 多吃补肾壮阳的食物，如韭菜、羊肉等；行房过程中，用手指适度挤压阴茎根部 10 次可延缓射精。

穴位方

气海、中极有温补肾阳的功效；志室有滋补肾阴、平抑虚阳的作用。

按揉气海
用拇指指腹按揉气海 2~3 分钟。

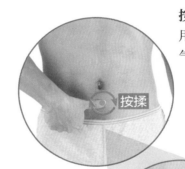

按揉中极
用食指指腹按揉中极 2~3 分钟。

早泄取穴图

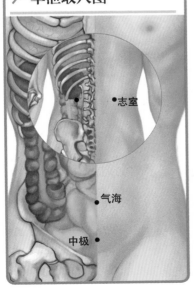

志室

气海

中极

按压志室
用食指指腹按压志室 2~3 分钟。

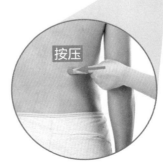

月经不调

　　月经的周期或经量出现异常，称为月经不调。月经不调是困扰女性的常见病。中医学认为，女子为阴柔之体，以气血为先天，月经不调与气血不和有很大关系。

保养要点

✕ 经期不可受凉，否则会造成盆腔内血管收缩，内分泌失调，月经量过少，甚至闭经。

✕ 经期不宜进行剧烈运动。

穴位方

刺激足三里可温补肾阳；刺激三阴交可滋阴益肾、调经止带；刺激血海可调经统血、健脾化湿。

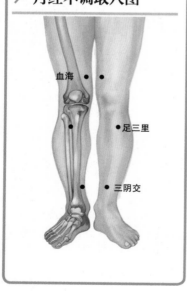

🔍 **月经不调取穴图**

血海

足三里

三阴交

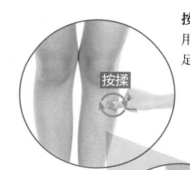

按揉足三里
用拇指指腹按揉足三里2~3分钟。

按揉三阴交
用拇指指腹按揉三阴交2~3分钟。

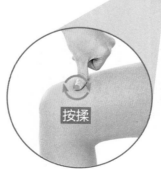

按揉血海
用拇指指腹按揉血海2~3分钟。

痛经

女性在行经前后或行经期间，小腹及腰部疼痛，甚至剧痛难忍，伴有面色苍白、头面冷汗淋漓、手足厥冷、恶心呕吐等，随着月经周期发作，称为痛经。

保养要点

✗ 经期不可吃生冷寒凉食物，以免诱发痛经。

✗ 经期应避免熬夜，注意休息。

穴位方

刺激志室可活血通脉、调经止痛；
刺激地机可健脾渗湿、调经止带；
刺激关元可培补元气。

痛经取穴图

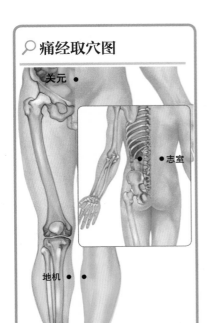

关元 ●
● ●志室
地机 ● ●

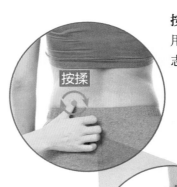

按揉志室
用拇指指腹按揉志室 2~3 分钟。

按揉地机
用拇指指腹按揉地机 2~3 分钟。

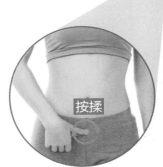

按揉关元
用拇指指腹按揉关元 2~3 分钟。

乳腺增生

乳腺增生是女性常见的乳房疾病。乳腺增生是指乳腺上皮和纤维组织增生，乳腺组织导管和乳小叶在结构上的退行性病变及进行性结缔组织的生长，其发病原因主要是内分泌功能紊乱。

保养要点

✗ 不良情绪会影响内分泌系统的功能，从而影响病情恢复。

✗ 少吃油炸食品、动物脂肪、甜食。

穴位方

刺激膻中可宽胸理气、活血通络；刺激肩井可通经活络、解郁散结；刺激合谷可散寒温经、扶正培元。

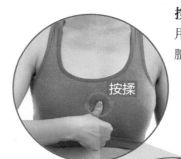

按揉膻中
用拇指指腹按揉膻中 2~3 分钟。

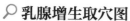

乳腺增生取穴图

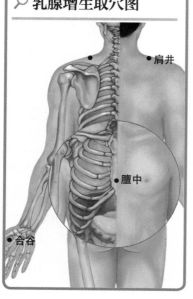

● 肩井
● 肩井
● 膻中
● 合谷

拿捏肩井
拇指与食指、中指相对，拿捏肩井 2~3 分钟。

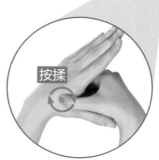

按揉合谷
用拇指指端按揉合谷 2~3 分钟。

产后缺乳

产后缺乳又称"乳汁不足"，指的是哺乳期内，产妇乳汁很少或没有，不能满足婴儿的哺乳需求。常由气血虚弱、肝郁气滞所致。

保养要点

✓ 多吃新鲜蔬菜、水果，多饮汤水，多吃催乳食品。饮食应保证营养充足，但不要太过油腻。

✓ 劳逸结合，促使气血流通。

穴位方

刺激膻中可通经催乳；刺激乳根可调理气血，疏通局部经络；少泽为通乳的经验效穴。

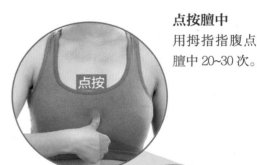

点按膻中
用拇指指腹点按膻中 20~30 次。

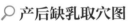

🔍 产后缺乳取穴图

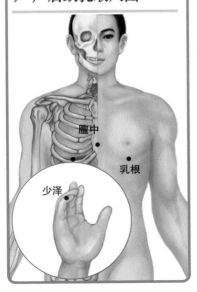

膻中

乳根

少泽

刮痧乳根
用刮痧板刮拭乳根 1~3 分钟，力度不宜过重。

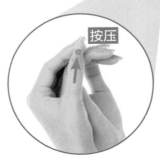

按压

按压少泽
用拇指指尖按压少泽 2~3 分钟。

围绝经期综合征

女性进入围绝经期后，会出现由性激素波动或降低所致的躯体和心理变化，主要症状有月经紊乱、潮热出汗、心悸失眠等。如果身体原本就存在阴虚或阳虚的情况，再加上受生活环境等不利因素影响，很容易加重围绝经期症状。

保养要点

✓ 饮食宜多样化，注意膳食纤维和水分的摄取，应以新鲜食物为主，少吃腌渍食物。

✓ 多参加娱乐活动，增加生活乐趣，减轻心理负担。

穴位方

刺激三阴交可健脾祛湿；刺激太溪可滋阴益肾；刺激神门可养心安神、镇静除烦。

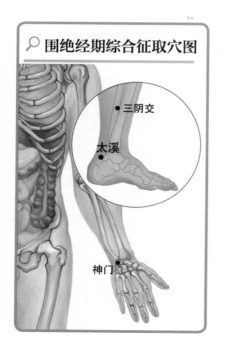

围绝经期综合征取穴图

三阴交
太溪
神门

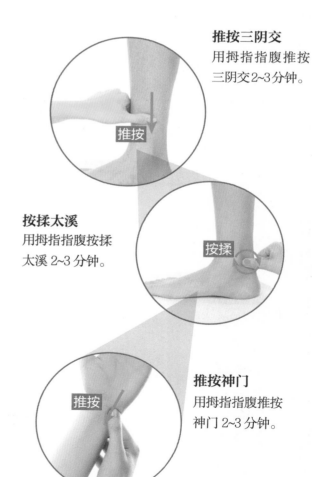

推按三阴交
用拇指指腹推按三阴交2~3分钟。

推按

按揉太溪
用拇指指腹按揉太溪2~3分钟。

按揉

推按神门
用拇指指腹推按神门2~3分钟。

推按

小儿常见病防治

儿童的器官尚未发育完全，身体较为娇弱，抵抗力差，且自我防护意识弱。家长可通过日常保健，来防治小儿常见病症，配合小儿推拿特定穴，效果会更好。

小儿疳积

疳积是疳症和积滞的总称。疳症是指脾胃功能受损，影响生长发育的病症，相当于营养障碍的慢性疾病。积滞是由乳食内积、脾胃受损而引起的肠胃疾病，以腹泻或便秘、呕吐、腹胀为主要症状。

穴位方

天枢、中脘主治腹胀、腹泻，可清利湿热、和胃健脾；足三里具有生发胃气的功效。除对上述穴位进行拔罐外，家长还可以掐按患儿四缝，以改善疳积症状。

保养要点

√ 应合理安排小儿生活起居，保证充足的睡眠时间。

✗ 忌食油炸、辛辣食物。油炸食物在胃中难以消化，辛辣食物不仅会损伤肠胃，还会积热助火，引起上火。

拔罐天枢
把罐吸附在天枢处，吸力不可太强，留罐5分钟，起罐后对拔罐部位进行消毒。

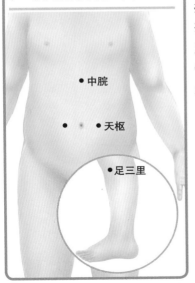

小儿疳积取穴图

• 中脘
• • 天枢
•足三里

拔罐中脘
把罐吸附在中脘处，吸力不可太强，留罐5分钟，起罐后对拔罐部位进行消毒。

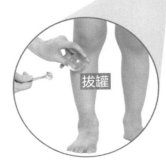

拔罐足三里
把罐吸附在足三里处，吸力不可太强，留罐5分钟，起罐后对拔罐部位进行消毒。

小儿便秘

小儿便秘同前文中的便秘在表现上并无太大不同，均表现出排便次数明显减少、大便干燥坚硬、秘结不通、排便时间间隔较长等特点。

保养要点

✓ 合理饮食，少吃干燥性食物，适量多吃新鲜蔬菜和水果。

✓ 运动能加强肠胃蠕动，增强体质。如患儿年龄稍大，可鼓励其多运动。

穴位方

刺激天枢可以促进肠胃蠕动；
刺激七节骨可以调理大肠功能；
刺激支沟可以疏利三焦。

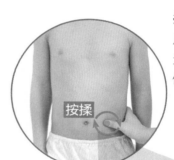

按揉天枢
用拇指指腹按揉天枢1分钟，两侧可同时按揉。

小儿便秘取穴图

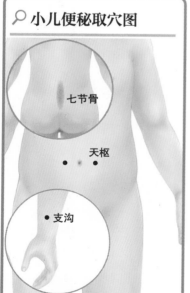

七节骨

天枢

支沟

推下七节骨
找到七节骨，用拇指指腹自上向下直推七节骨1分钟。

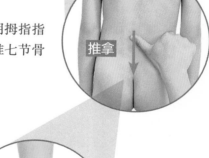

按揉支沟
用拇指指腹按揉支沟1分钟，以患儿产生酸胀感为宜。

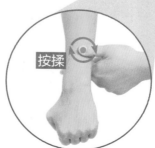

小儿腹泻

小儿腹泻一般是病毒、细菌感染所致，以大便稀薄、便次增多为主症，是造成小儿营养不良、生长发育障碍的主要原因之一。

穴位方

足三里对消化系统可起到双向调节作用，适当按摩，可以止泻；天枢具有疏调大肠的功效；逆时针摩腹是治疗小儿腹泻常用的推拿手法之一。

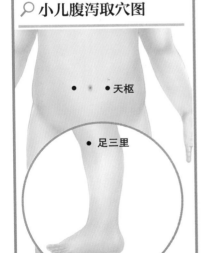

🔍 **小儿腹泻取穴图**

天枢

足三里

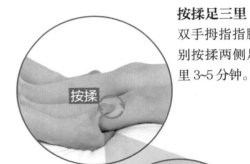

按揉足三里
双手拇指指腹分别按揉两侧足三里 3~5 分钟。

按揉

按揉天枢
用拇指指腹按揉天枢 3~5 分钟。

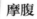
按揉

摩腹
用四指或全掌逆时针揉摩患儿整个腹部，3~5 分钟即可。

小儿哮喘

哮喘在儿童中较为普遍，大部分是在5岁及以下发病。咳嗽、喘息、胸闷气短是哮喘的主要症状，哮喘的反复发作会影响儿童的呼吸功能和生长发育。

保养要点

✓ 适当锻炼可改善儿童心肺功能，增强体质。

✗ 空气中的花粉、粉尘，衣服中的人造纤维、皮毛，家中的宠物毛发等都可能是诱发哮喘的过敏原，应尽量避免接触。

穴位方

刺激天突可以抑制咳嗽、气喘；刺激肺俞可以调补肺气；刺激足三里可以强壮机体，提高免疫力。

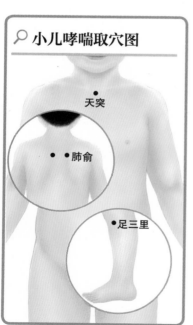

🔍 小儿哮喘取穴图

天突

●●肺俞

●足三里

艾灸天突

将点燃的艾条对准天突，距离皮肤 3~5 厘米处施温和灸，以患儿感到施灸处温热、舒适为宜。

艾灸肺俞

用艾条温和灸肺俞，每次 3~5 分钟，以患儿能耐受为度。

艾灸

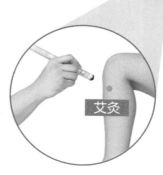

艾灸

艾灸足三里

用艾条温和灸足三里，每次 3~5 分钟，以患儿感到温热、舒适为宜。

小儿遗尿

遗尿症是一种儿童常见疾病，俗称尿床。若儿童5岁后仍无法自主控制排尿而尿湿裤子或床铺，且无明显的器质性病因，可视为遗尿症。

保养要点

✓ 帮助儿童养成每天睡前排小便的习惯，将膀胱里的尿液排空。

✗ 睡前应保障儿童情绪平稳，不宜进行剧烈活动。

穴位方

刺激气海可以补益肾气、提升阳气；太溪主治泌尿系统疾患；脾俞具有健脾益气、固涩膀胱的作用。

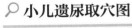

🔍 小儿遗尿取穴图

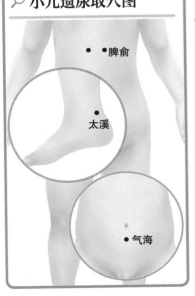

脾俞
太溪
气海

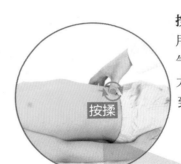

按揉气海
用拇指指腹按揉气海，力度不宜太重，以患儿感到舒适为宜。

点揉太溪
用拇指指腹点揉太溪1~2分钟，力度不宜太重。

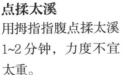

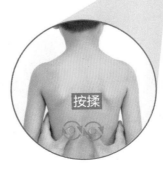

按揉脾俞
用双手拇指分别按揉两侧脾俞1~2分钟，以患儿感到舒适为宜。

小儿夜啼

新生儿及婴儿如在白天能正常入睡，夜晚却时常啼哭不止，称为夜啼。这是小儿对来自体内或体外的不良刺激产生不适感的一种表现。只有少数啼哭才是由疾病所致，大多数为非疾病因素引起。

保养要点

✓ 应为小儿创造一个良好的睡眠环境。

✗ 晚饭不宜喂得过多，过量的食物摄入会导致消化不良，造成食物在胃部的积聚，影响睡眠质量。

穴位方

刺激神门、膻中、足三里，可以改善心经积热的情况，有宁心安神的功效，有助于提高睡眠质量。

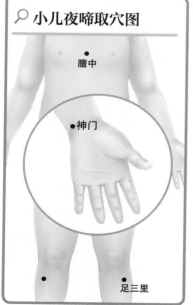

🔍 小儿夜啼取穴图

膻中

神门

足三里

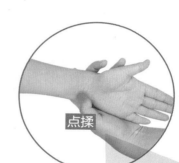

点揉神门
用拇指指腹以"点2下揉3下"的手法，点揉神门2分钟。

按揉膻中
用拇指或食指指腹对准膻中按揉2分钟左右。

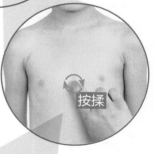

点揉足三里
用拇指指腹点揉足三里2分钟，以皮肤微微发红为宜。

小儿厌食

小儿厌食是指儿童缺乏食欲,不思乳食。时间长了,就会精神疲惫、抗病力弱,严重者可造成营养不良,从而影响生长发育。患儿一般形体消瘦、口干多饮、皮肤干燥、大便干结。

保养要点

✓ 运动可促进胃肠蠕动,增强胃肠道的消化和吸收功能,日常应适当增加儿童的活动量。

✗ 避免在吃饭时训斥儿童,应营造一个安静愉快的进食环境。

穴位方

刺激神阙可培元固本、和胃理肠;刺激足三里可健脾和胃、温中散寒;刺激脾俞可改善胃纳呆滞的情况。

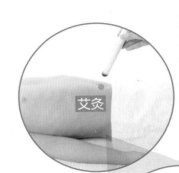

艾灸神阙

用艾条温和灸神阙,每次 3~5 分钟,以患儿能耐受为度。

🔍 小儿厌食取穴图

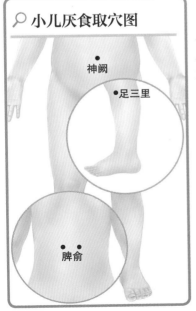

神阙

足三里

脾俞

点按足三里

用拇指指腹点按足三里 2 分钟左右,至穴位处皮肤微微潮红发热为宜。

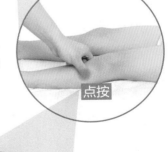

按揉脾俞

用拇指指腹分别按揉两侧脾俞 2 分钟左右,力度由轻渐重,但不可过重,需时刻观察患儿情况。

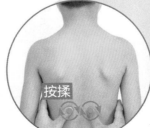

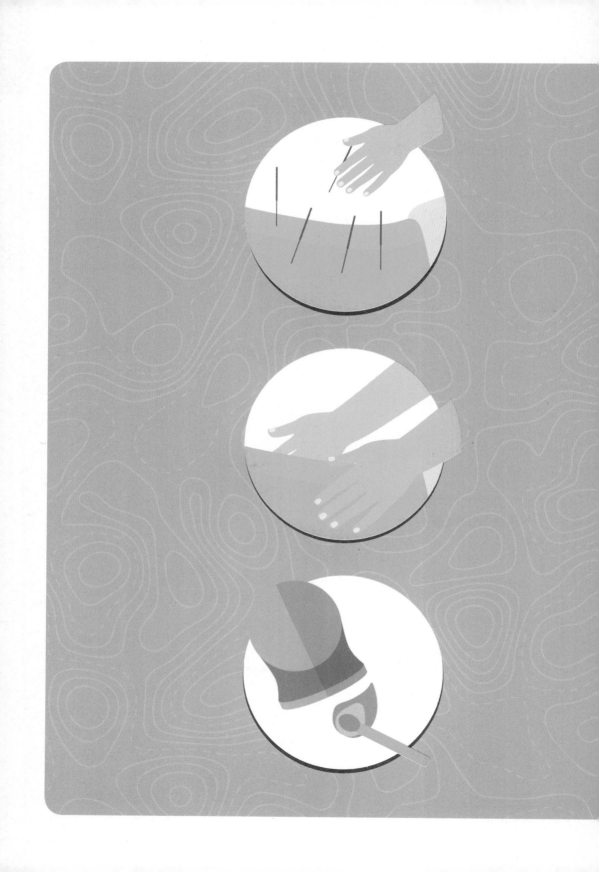

第四章

不同人群，日常保健穴位方

中医文化博大精深，不拘性别、年龄，都可以从中获益。通过对不同的穴位进行刺激，我们可以轻松达到保健强身的目的，并能有效缓解身体的各种不适，尽可能远离疾病困扰。

找对穴位，女人气血足不衰老

中医讲"女人以血为用"，女人养生的根本就是养气血，气血不足不仅会影响到女性的容颜，长期气血不足得不到调养，甚至还会导致身体虚弱、免疫力下降、早衰等。

6 个穴位调养女人气血

气血不足百病生，中医理论认为气血在人体中占据重要地位，对于女性来说，气血尤其重要。气血不足会导致疲劳乏力、面色晦暗，长期的气血不足还会损害五脏六腑，引起病理性损伤，因此，女性身体的保养不可忽略对气血的调补。

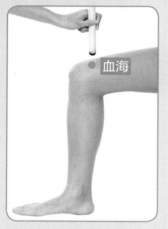

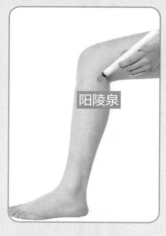

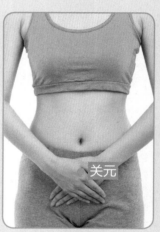

血海

血海是生血和活血化瘀的重要穴位，具有补血养血、益气固本、引血归经的功效，可以用于治疗月经不调、痛经。

刺激方法：用艾条温和灸10~15 分钟，距离以产生温热感为宜。

阳陵泉

阳陵泉位于胆经气血会集处，具有温通经络、活血化瘀、调节内分泌和提高免疫力的功效。刺激该穴，可以改善气血不畅所导致的各种症状，如月经不调、痛经、闭经等。

刺激方法：用艾条温和灸10~15 分钟，距离以产生温热感为宜。

关元

关元是人体元气生发之处，具有补肾壮阳、理气和血、治疗妇科病等祛病养生功效。按摩该穴可以补充元气、通利下焦，长期调理能起到补益气血的功效。

刺激方法：双手叠于关元之上，按揉 1~3 分钟，使局部有酸胀感。

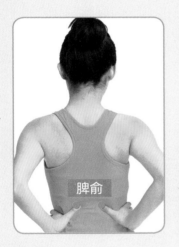

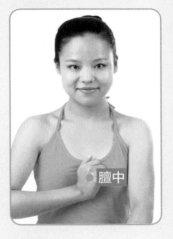

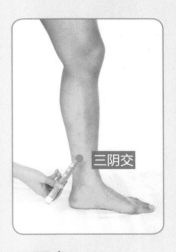

脾俞

脾俞是重要的补气穴位，刺激脾俞，有益于脾脏的保养，又因脾脏藏血，刺激脾俞可以有效地促进血液循环，能够起到补足气血的功效。

刺激方法：双手拇指指腹同时按揉两侧脾俞，每次按揉3分钟左右。

膻中

刺激膻中可以理气活血，促进任脉气血畅通，对于改善气血淤阻或者是单纯的气滞疾病都有一定的效果。

刺激方法：握拳，按揉膻中5分钟左右，力度适中，不宜过重。

三阴交

三阴交为肝经、脾经、肾经的交会处，是治疗脾胃疾病和妇科疾病的要穴。刺激该穴，可以调补三经气血，益气健脾。

刺激方法：用艾条温和灸10~15分钟，距离以产生温热感为宜。

瘦身减脂穴位方

现代人工作压力大，饮食作息不规律，很容易造成脂肪堆积。对于瘦身减脂的追求不能简单地理解为"女性爱美的天性"，这其实是自律的体现，是一种自我改造的积极态度。在适度运动的基础上，我们可以对一些穴位进行刺激，来促成瘦身减脂的目的。

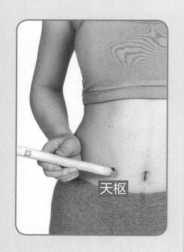 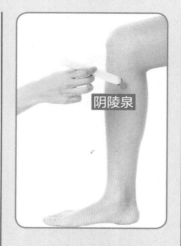 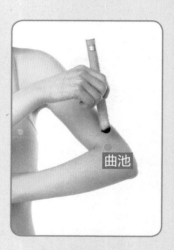

天枢

天枢是大肠的募穴，是治疗胃病的常用穴，刺激该穴可以健脾和胃，通调肠腑，促进肠道的蠕动，从而提高消化功能。

刺激方法：用艾条温和灸10~15分钟，距离以产生温热感为宜。

阴陵泉

阴陵泉为脾经的合穴，具有排渗脾湿、通经活络的功效，刺激该穴可以消除水肿，缓解痰湿积滞的情况，从而达到减脂的目的。

刺激方法：用艾条温和灸10~15分钟，距离以产生温热感为宜。

曲池

曲池为大肠经的合穴，具有清热利湿的功效，配合足三里、中脘、内庭，可以有效减轻实证便秘的症状，加快排出体内杂质。

刺激方法：用艾条温和灸10~15分钟，距离以产生温热感为宜。

温馨提示

多摄入高纤维食物；少吃高盐、高脂肪的食物，多吃蔬菜和水果；水果不要榨汁喝；少食多餐，有节制地进食；早餐适当补充钙质。

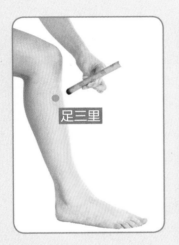

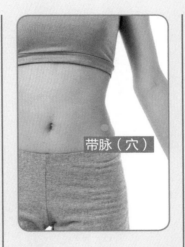

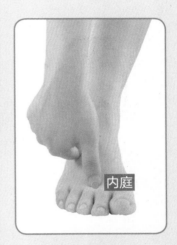

足三里

足三里是胃经的常用穴位，刺激足三里，可以燥化脾湿、调畅胃气，有效缓解肠胃疾病，还有助于增进食欲，帮助消化。

刺激方法： 用艾条温和灸10~15分钟，距离以产生温热感为宜。

带脉（穴）

带脉（穴）位于人体腰腹部，具有健脾利湿、调经止带的功效，经常刺激带脉（穴），可以促进脂肪代谢，减轻腰腹部脂肪堆积的情况。

刺激方法： 沿带脉进行拍打，拍打约30圈即可，可重点拍打腰侧带脉（穴）。

内庭

内庭是胃经的常用穴位，刺激该穴可以让人产生一定饱腹感，有效抑制食欲，从而减少进食量，控制体重的增长。

刺激方法： 用拇指指腹按揉内庭，每次按揉3分钟左右。

这些穴位可以美容养颜

中医认为，皮肤出现问题，一般是气血不和、经络不通所致，按摩或针灸穴位可以刺激经络、调节气血，由内而外改善我们的皮肤状况。

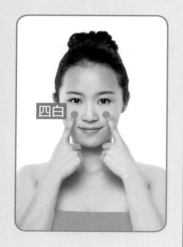 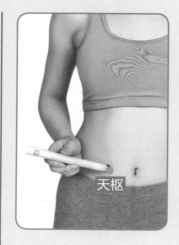 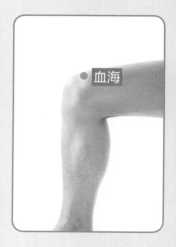

四白

按摩四白有助于祛除眼袋和黑眼圈，缓解眼睛疲劳，让眼睛更有光泽。还可以加速面部血液循环，改善面部色斑等问题。

刺激方法：双手食指指腹稍用力按压两侧四白，轻揉3分钟左右，每天可按揉多次。

天枢

天枢与肠胃关系紧密，刺激该穴可以使肠胃更健康，有利于调节肠道，从而实现排毒养颜的目的。

刺激方法：用艾条温和灸10~15分钟，距离以产生温热感为宜。

血海

血海是生血和活血化瘀的要穴。经常按摩血海，可以使心血畅达面部皮肤，改善面部气色，从而达到美容养颜的目的。

刺激方法：用拇指指腹点揉血海1~3分钟。

温馨提示

　　每天应喝足够多的水，保持身体的水分平衡，防止皮肤干燥、暗沉；饮食应均衡，多吃蔬菜、水果、谷类食物，少吃油腻、辛辣等刺激性食物；注意防晒，避免皮肤长时间暴露在阳光下。

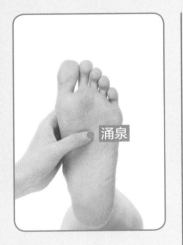

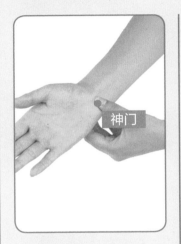

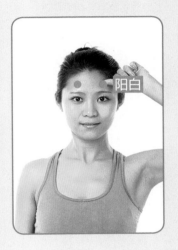

涌泉

涌泉为肾经的常用穴位，具有温热行气、滋阴养肾的功效，经常按摩该穴可以充实肾精、保养卵巢，有助于延缓衰老。

刺激方法： 以拇指指腹按揉涌泉，两侧交替进行，每次按揉3分钟左右。

神门

神门为心经的原穴，按摩该穴，可以刺激心脏，推动气血流动，促进面部皮肤的新陈代谢，使面部皮肤更加紧致、有光泽。

刺激方法： 每天早晚交替按摩两手腕的神门，每次3分钟左右。

阳白

阳白位于面部前额处，经常按摩该穴可以清头明目、祛风泻热，从而缓解眼部疲劳，改善眼睛干涩的情况，让眼睛更加有神。

刺激方法： 眼睛感到干涩时，可闭目按揉阳白，每次按揉3分钟左右。

身体湿气重，穴位来帮忙

湿气是一种常见的病理产物，脾胃运化失调、饮食不节、气候潮湿等因素都会导致身体内部湿气堆积。湿气过重会导致肥胖、消化不良、关节疼痛、疲劳乏力等多种问题，下面这些穴位可以帮助我们祛除体内湿气。

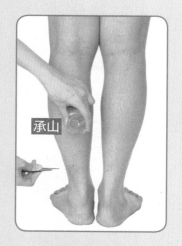 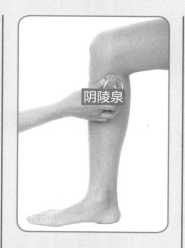 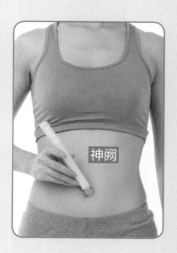

承山

承山位于膀胱经上，膀胱经主人体阳气，刺激承山可以振奋膀胱经的阳气，排出体内湿气，改善气血和湿热淤滞的情况。

刺激方法： 用火罐吸附于承山，留罐 10~15 分钟。

阴陵泉

阴陵泉为脾经的合穴，是脾经经气注入之处，具有健脾化湿、通利三焦的功效。刺激该穴可以刺激脾经经气，加快湿气排出。

刺激方法： 用火罐吸附于阴陵泉，留罐 10~15 分钟。

神阙

神阙位于脐中，与脾胃联系密切，是调节人体气血的重要枢纽，也是祛湿的重要穴位。刺激该穴可以提高脾胃的运化功能，加快湿气排出。

刺激方法： 用艾条温和灸 10~15 分钟，距离以产生温热感为宜。

温馨提示

应多吃一些具有健脾、祛湿作用的食物，如红豆、玉米、山药等；避免食用生冷、油腻的食物，以免加重湿气。

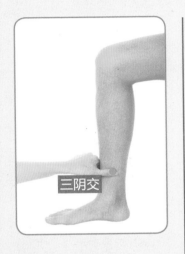

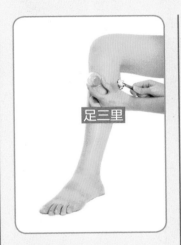

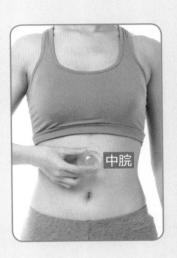

三阴交

三阴交为肝经、肾经、脾经三条阴经的交会穴，可以调理脏腑阴阳气血，促进水液运化，经常按摩该穴，可以促进体内湿气、浊气的排出。

刺激方法：用拇指指腹按压三阴交，每次按压3分钟左右。

足三里

足三里是胃经的合穴，具有健脾和胃、利水渗湿的功效，拔罐足三里可以提高脾胃的运化功能，增强身体的水液代谢能力，缓解湿气堆积的情况。

刺激方法：将火罐吸附在足三里上，停留5~10分钟后，再将火罐取下。

中脘

中脘是胃的募穴，能够调理脾胃功能。脾胃互为表里，同为后天生化之本，共同协作以化体内水湿。拔罐中脘可以温中散寒、健脾祛湿，加速体内湿气排出。

刺激方法：将火罐吸附在中脘上，停留5~10分钟后，再将火罐取下。

常做穴位保健，孩子不生病长得高

穴位保健可以给孩子的身体带来诸多好处，家长可以在孩子睡觉之前，为孩子做一些穴位按摩，既有助于身体健康，还能促进睡眠。

想让孩子越来越聪明，刺激这些穴位

家长可以借助穴位按摩，来刺激孩子的大脑发育，从而有效提高孩子的专注力和记忆力。

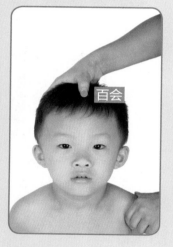

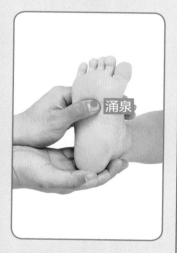

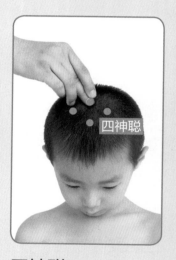

百会

百会被认为是全身阳气汇聚之处，可以调节脑部的血液循环，对神经系统具有良好的调节作用。经常按摩该穴，可以刺激大脑，促进头部血液循环，提神醒脑。

刺激方法： 拇指指腹置于百会之上，每次按揉3分钟左右，力度宜轻。

涌泉

涌泉位于足底，是肾经的重要穴位。按摩该穴可以促进全身血液循环，缓解日常学习产生的疲劳，提高孩子的学习效率。

刺激方法： 以拇指指腹按揉双脚涌泉，每侧按揉3分钟左右。

四神聪

四神聪位于头顶，是经外奇穴之一，具有清头明目、醒脑开窍的功效，按摩此穴可以促进儿童脑部发育，提高思维能力。

刺激方法： 使用食指或中指指腹对四神聪进行点按，每个穴位点按3~5次。

温馨提示

睡眠是大脑进行自我修复和更新的重要过程，充足的睡眠可以帮助大脑恢复活力，提高认知功能。

适度的锻炼可以促进血液循环和新陈代谢，增加脑部供血、供氧，提高大脑的活力和反应能力。

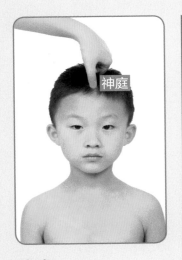

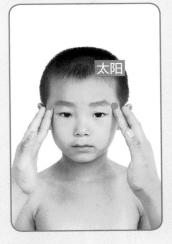

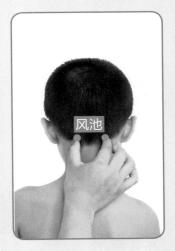

神庭

神庭为督脉穴位，有健脑益智、安神助眠的作用，按摩该穴可以调节大脑功能。

刺激方法：拇指指腹置于神庭之上，每次按揉3分钟左右。

太阳

太阳为头部重要穴位，具有清利头目的功效。经常按摩该穴，会对大脑产生良性刺激，有利于缓解疲劳、振奋精神，保持注意力的集中。

刺激方法：双手同时按揉两侧太阳，每次按揉3分钟左右。

风池

风池为胆经要穴，具有醒脑开窍、安神定志等功效，经常按摩该穴，可以刺激脑神经，有助于提高注意力和思维能力。

刺激方法：同时按揉两侧风池，每次按揉3分钟左右。

孩子脾胃不好如何调

儿童的脾胃功能相对较差，如果不注重调理，会产生消化不良、营养缺乏、免疫力下降等问题，还会导致肠胃疾病，因此家长应该多加注意，尽早改善儿童的脾胃功能，以免出现更严重的健康问题。

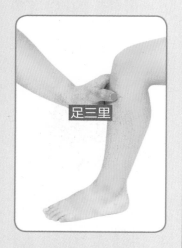 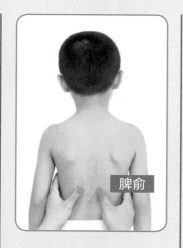 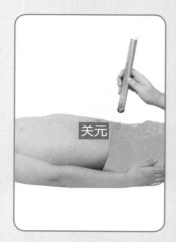

足三里

足三里是胃经的合穴，按摩该穴可以改善脾胃功能，调畅胃气，促进气血生成，促进胃肠道的蠕动，帮助人体更快消化食物，缓解胃部不适。

刺激方法：拇指指腹按揉足三里，每次3分钟左右。

脾俞

脾俞是膀胱经的穴位，具有健脾和胃、益气升清等功效。按摩该穴可以提高脾胃的运化功能，缓解腹胀、呕吐、消化不良等症状，预防和缓解脾胃虚弱等问题。

刺激方法：双手拇指指腹同时按揉两侧脾俞，每次3分钟左右。

关元

关元位于脐下3寸处，具有培补元气、调节脏腑功能等功效。按摩关元可以提高脾胃的运化功能，缓解消化不良、胃痛、腹泻等症状。

刺激方法：用艾条温和灸5分钟左右，距离以产生温热感为宜。

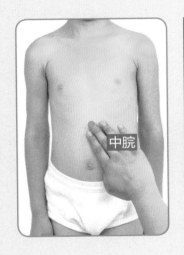

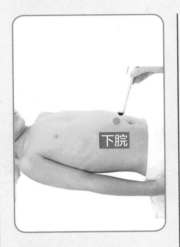

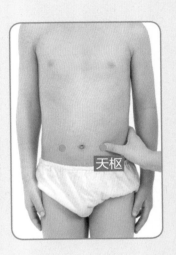

中脘

中脘是胃经的募穴,位于任脉上,按摩该穴可以促进经气运行,通调六腑,调节脾胃功能,促进胃的蠕动,促进食物的消化和吸收。

刺激方法: 中指指腹置于中脘之上,每次按揉 3 分钟左右。

下脘

下脘为任脉穴位,具有和胃消食的功效。艾灸该穴可以促进食物中营养物质的吸收。

刺激方法: 用艾条温和灸 5 分钟左右,距离以产生温热感为宜。

天枢

天枢是胃经穴位,具有调理脾胃、通调肠腑等功效。按摩该穴可以促进胃肠道蠕动,缓解便秘,同时也可以改善胃痛、腹胀等症状。

刺激方法: 拇指指腹置于天枢之上,每次按揉 3 分钟左右。

经常按一按，孩子长更高

在孩子身体发育的黄金时期，家长可以针对其身体发育的需求，选择一些穴位进行按摩，并结合适当的运动和饮食，帮助其更好地吸收营养，强健体魄。

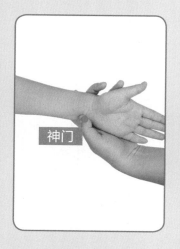

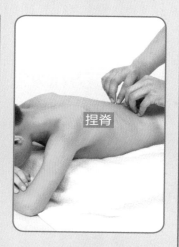

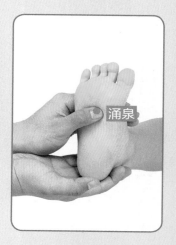

神门

神门是心经的原穴，按摩该穴可以有效调畅心经经气，人体心气充足，有助于舒缓压力，增强免疫力，促进睡眠。

刺激方法： 每天交替按摩两手腕的神门，每次3分钟左右。

捏脊

捏脊是小儿扶正保健的常用手法，具有健脾和胃、增强体质的功效。

刺激方法： 用拇指桡侧缘顶住皮肤，食、中二指前按，三指同时用力提拿肌肤，双手交替捻动，自下而上，向前推行，每捏3次，向上提拿1次。共操作3~5遍。

涌泉

按摩涌泉可以促进血液循环，调节免疫系统功能，增强体质。

刺激方法： 以拇指指腹同时或交替按揉双脚涌泉，每次按揉3分钟左右。

温馨提示

每天保证一定时间的户外运动，如跑步、跳绳等，可以提高身体素质和免疫力。

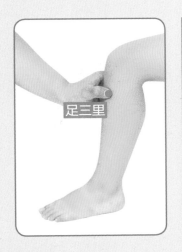

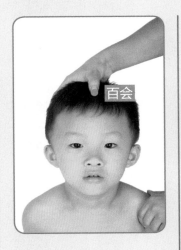

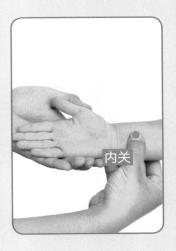

足三里

足三里是胃经的重要穴位，按摩该穴可以促进胃肠道蠕动，起到调理脾胃、补中益气、强身健体、提高机体免疫力等作用。

刺激方法： 双手拇指指腹同时按揉两侧足三里，每次3分钟左右。

百会

百会是督脉的重要穴位，按摩该穴可以疏通经络，振奋人体的阳气，促进气血流通，还可以起到安神助眠的作用，有利于生长激素的分泌。

刺激方法： 拇指指腹置于百会之上，每次按揉3分钟左右。

内关

内关是心包经的穴位，按摩该穴可以改善血液循环，促进气血流通，有助于身体各器官的生长发育，还可以调节心率，对于心脏的健康有很大的益处。

刺激方法： 以拇指指腹交替按揉两侧内关，每侧按揉3分钟左右。

穴位保健方，助力孩子好睡眠

孩子的睡眠问题对于很多家长来说都较为棘手，一些孩子精力旺盛，不喜睡眠，无法保证充足的睡眠。家长可以在孩子睡前按摩以下穴位，帮助孩子宁神静气，提高其睡眠质量。

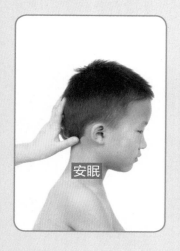 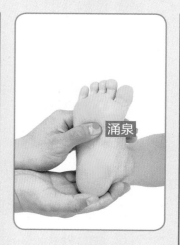 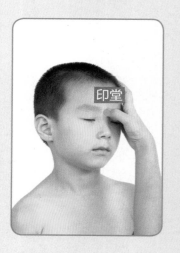

安眠

安眠是经外奇穴之一，按摩该穴可平肝息风、安神定志，保护心神不受扰，可以有效地舒缓紧张的情绪，缓解失眠症状，提高睡眠质量。

刺激方法： 拇指指腹按于安眠处，每次按揉3分钟左右。

涌泉

涌泉是肾经的井穴，具有开窍苏厥、清热宁神、降逆通络的功效，按摩该穴可以促进血液循环，缓解疲劳，从而促进睡眠。

刺激方法： 以拇指指腹按揉涌泉，每次按揉3分钟左右。

印堂

印堂位于人体几条重要经脉的汇集之处，具有清头明目、通鼻开窍、安神宁心等功效，能够调节人体的气血运行，平衡阴阳，提高睡眠质量。

刺激方法： 用拇指指尖稍用力点按印堂，点按1~2分钟左右。

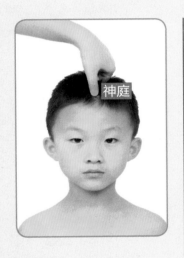

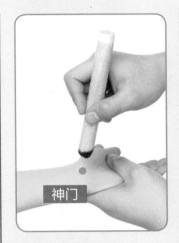

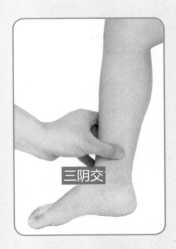

神庭

神庭位于头部，与脑府相近，具有安神定志、镇惊止痛等功效。按摩该穴可以改善脑疲劳状态，舒缓神经，缓解头痛、头晕等症状，从而有助于睡眠。

刺激方法： 拇指指腹置于神庭之上，每次按揉3分钟左右。

神门

神门是心经的原穴，具有宁心安神、宽胸理气的功效。艾灸该穴可以调和阴阳，缓解心神不宁的症状，从而提高睡眠质量。

刺激方法： 用艾条温和灸5分钟左右，距离以产生温热感为宜。

三阴交

三阴交具有健脾和胃、养心安神、疏肝解郁等功效。按摩该穴，可以调理肝、脾、肾三条阴经的气血，使体内气血调和，心神得到滋养，从而有助于睡眠。

刺激方法： 拇指指腹置于三阴交之上，每次按摩3分钟左右。

上班族穴位养生锦囊

很多上班族在下班之后还要照顾家庭，很难分出时间和精力运动，不过在工作之余的琐碎时间，我们可以选择性地进行穴位按摩，利用碎片时间保养身体。

有效防治"鼠标手"的简单按摩法

"鼠标手"的正式名为腕管综合征，在上班族中较为常见，其主要症状是手部酸痛、麻木和僵硬，以及手指关节疼痛和手指运动不灵活。导致"鼠标手"的主要原因是长时间使用鼠标，使得手部肌肉过度紧张和疲劳，进而引发疼痛和不适。

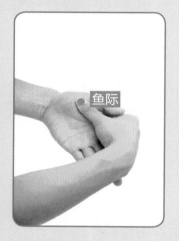

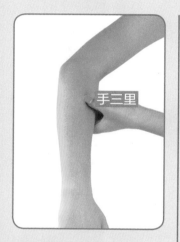

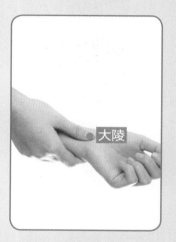

鱼际

鱼际位于手掌外侧，按摩该穴可以改善手部血液循环，缓解手部疲劳，减轻酸痛感。

刺激方法： 拇指指腹围绕鱼际上下推动，每次推按3分钟左右。

手三里

手三里位于前臂背面桡侧，为强壮穴，能增强人体免疫力。按摩该穴可以通经活络，缓解手臂无力、上肢不遂等上肢病症。

刺激方法： 拇指指腹置于手三里之上，按揉3分钟左右。

大陵

大陵是心包经的输穴、原穴，具有理气止痛之效。按摩大陵可以减轻手部疼痛，对改善"鼠标手"起到一定的效果。

刺激方法： 拇指指腹置于大陵之上，按揉3分钟左右。

温馨提示

　　连续使用鼠标一段时间后，可以做一些手部放松的动作，如甩手、握拳、捏指等。

　　在使用鼠标时，手臂不要悬空，减少手腕受力，保持手腕平直，可以避免过度弯曲手腕。

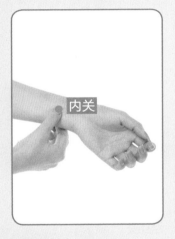 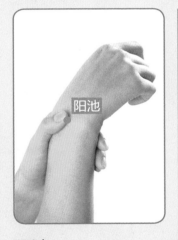 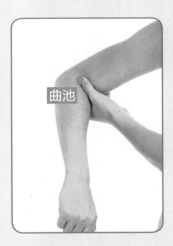

内关

内关是心包经的络穴，可以调理气血，缓解上肢麻木、疼痛，改善"鼠标手"的相关症状。

刺激方法：拇指指腹置于内关之上，每侧按揉3分钟左右。

阳池

阳池是三焦经的原穴，能够生发阳气、通经活络、沟通表里，对于手腕疼痛、手腕疲劳等症状有一定的缓解作用。

刺激方法：拇指指腹按于阳池处，按揉3分钟左右。

曲池

曲池具有清热解表、舒筋通络的功效，适当按摩此穴，可以有效促进手部血液循环，缓解手部肌肉痉挛，从而减轻"鼠标手"的症状。

刺激方法：拇指指腹按于曲池处，按揉3分钟左右。

动动手缓解眼睛疲劳

　　很多上班族一整天都要坐在电脑前面，连续目视电脑几个小时，眼睛长时间得不到休息，疲劳感会持续累积，以致眼睛酸涩，造成严重的视疲劳、视力下降，还可能引发干眼症。在工作一段时间后，做做穴位按摩，可以缓解上述情况。

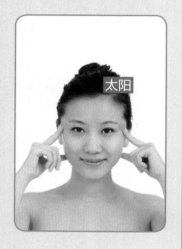

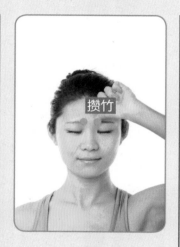

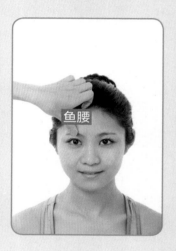

太阳

太阳是临床常用的保健穴，按摩该穴，可以缓解眼部疲劳，改善头晕目眩、视力下降等症状。

刺激方法：食指指腹按于太阳处，每次按揉3分钟左右。

攒竹

攒竹具有清热明目、散风镇痉的功效，按摩该穴可以缓解头痛头晕，眼睛充血、红肿，视物模糊等症状。

刺激方法：拇指或食指指腹按于攒竹处，每次按揉3分钟左右。

鱼腰

鱼腰主治眼干、目翳、目赤肿痛等，按摩该穴可以缓解视疲劳以及干眼症的相关症状。

刺激方法：拇指或食指指腹按于鱼腰处，每次按揉3分钟左右。

温馨提示

多吃富含维生素 A 和维生素 C 的食物，如胡萝卜、菠菜等。

长时间用眼后应进行适当的休息，适时调整屏幕亮度、对比度等。

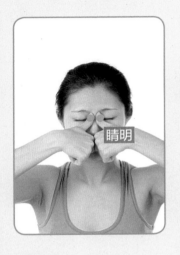

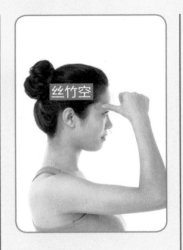

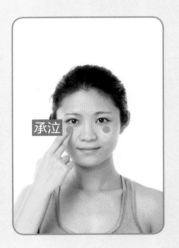

睛明

睛明是膀胱经上的穴位，按摩该穴可以促进眼部血液循环，使眼部肌肉放松，缓解眼部疲劳、干涩、疼痛等症状。

刺激方法： 用双手拇指或食指指腹同时按压两侧睛明，每次按压3分钟左右。

丝竹空

按摩丝竹空可疏风清热、明目醒神，帮助眼部肌肉放松，缓解眼部疲劳，还可以缓解头痛、头晕等症状。

刺激方法： 用拇指指腹同时按压两侧丝竹空，每次按压3分钟左右。

承泣

承泣位于眼球正下方，按摩该穴可以缓解眼睛干涩、视物模糊等症状，还可以预防近视，改善眼袋和黑眼圈。

刺激方法： 食指和中指并拢，按压于承泣处，每次按压3分钟左右。

这些穴位，提神又醒脑

　　长时间工作后，大部分人的精力和体力都会有所下滑，继而导致工作效率降低，适当进行穴位按摩，可以改善工作状态，帮助我们恢复精力，集中注意力。

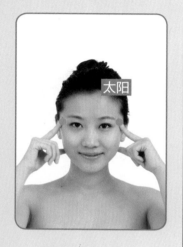

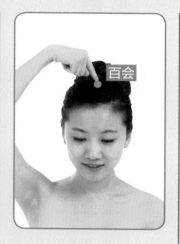

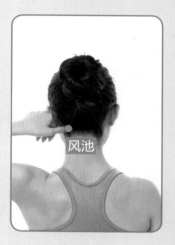

太阳

太阳是头面部的重要穴位，按摩该穴可以对大脑产生良性刺激，振奋精神，还可以缓解头痛、头晕等症状，促进头面部血液循环，达到提神醒脑的目的。

刺激方法：食指指腹按于太阳处，每次按揉3分钟左右。

百会

百会位于头顶，是人体阳气汇集点，具有益气升阳、醒脑开窍的功效。按摩该穴可以刺激脑神经，促进头部血液循环，缓解头痛、头晕等症状。

刺激方法：食指指腹按于百会之上，每次按揉3分钟左右。

风池

按摩风池，能够疏风解表，让头脑更加清醒，促进头部血液循环，缓解颈部肌肉疲劳、僵硬等问题。

刺激方法：用拇指指腹按揉风池，每次按揉3分钟左右。

温馨提示

深呼吸可以有效增加氧气摄入量，提高血氧饱和度，使人感到头脑清醒。工作空闲时可以闭上双眼，深深地吸气，然后慢慢吐气，反复几次，可有效减轻疲劳感。

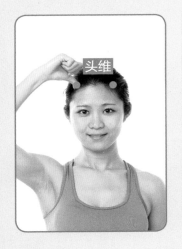

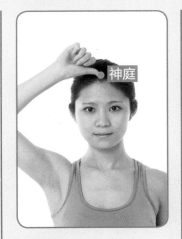

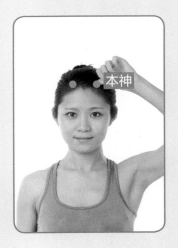

头维

头维为胃经、胆经、阳维脉交会穴，可用于维护头部及四肢阳气，按摩该穴可以促进头部血液循环，缓解头痛、头晕、目眩等症状，从而提神醒脑。

刺激方法： 拇指或食指指腹按于头维之上，每次按揉3分钟左右。

神庭

神庭为元神所居之所，督脉上行之气在此汇聚，具有清头散风、镇静安神的功效。按摩此穴有助于改善大脑疲劳。

刺激方法： 拇指或食指指腹按于神庭之上，每次按揉3分钟左右。

本神

本神具有泻胆火、清头目的功效。按摩此穴可以缓解疲劳，爽利头脑。

刺激方法： 拇指或食指指腹按于本神之上，每次按揉3分钟左右。

敲一敲，快速缓解身体疲劳

忙碌了一天，身体的疲劳度堆积至顶峰，我们需要尽快放松身心，以免影响生活质量。对一些穴位进行敲打，可以疏通经络气血，舒缓身心压力，帮助我们更快摆脱身体的疲劳状态。

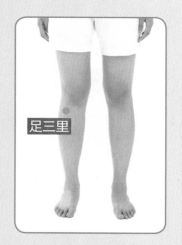

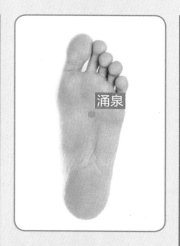

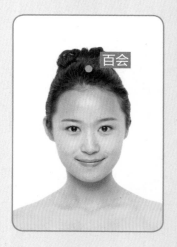

足三里

足三里位于小腿外侧，是胃经的重要穴位。敲打足三里可以刺激周围的经络和血管，促进血液循环，消除疲劳，恢复体力，使人精神焕发。

刺激方法： 手握拳，拳轮对准足三里，稍用力敲打3~5分钟。

涌泉

涌泉是肾经的井穴，位于足底部。敲打该穴可以刺激脚底的神经末梢，使血管扩张，增加血液流量，有助于改善血液循环状况，缓解身体疲劳。

刺激方法： 手握拳，拳轮对准涌泉，稍用力敲打3~5分钟。

百会

百会位于头顶，是头部的重要穴位。敲打该穴可以刺激头皮神经末梢，增加头皮血液循环，刺激脑部神经，调节血压，对于偏头痛等症状有较好的缓解作用。

刺激方法： 手握拳，拳眼对准百会，轻轻敲打3~5分钟。

温馨提示

常伸懒腰：伸懒腰能促进心脏泵血，增加全身的供氧，还有利于肌肉的收缩和呼吸的加深。

头部按摩：用十指指腹或指尖，从双眼眼眶上沿顺着头部往后做梳头动作，梳至颈后风池，反复数次，可缓解疲劳。

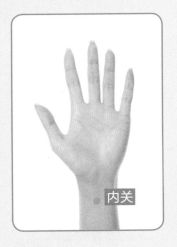

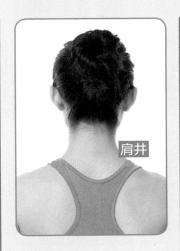

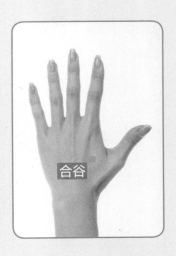

内关

内关位于前臂内侧，是心包经的重要穴位。敲打该穴可以刺激心包经，促进气血流通，改善心肌供血供氧，调节心脏功能，缓解心悸、胸闷等症状，从而缓解身体疲劳。

刺激方法：手握拳，拳轮对准内关，稍用力敲打3~5分钟。

肩井

肩井位于肩膀，是调畅胆经气血的枢纽。敲打该穴可以疏通肩颈背部的经络，缓解肩颈疼痛，放松肌肉，减轻身体疲劳感。

刺激方法：手握拳，拳轮对准肩井，稍用力敲打3~5分钟。

合谷

合谷是大肠经的原穴，刺激该穴可以促进血液循环，缓解紧张情绪，减轻肌肉疲劳，特别是对于手腕和上肢肌肉的疲劳有较好的缓解作用。

刺激方法：手握拳，拳轮对准合谷，稍用力敲打3~5分钟。

老人穴位保健益处多

　　老人同儿童一样，都是我们照顾的重点对象，常做穴位保健，可以帮助老人延缓衰老，缓解慢性病。

心脑血管保养工作要做好

　　心脑血管疾病很容易缠上老年人，这是因为随着年龄的增长，血管弹性逐渐降低，血管壁的压力会增加，血管破裂的风险也随之增加。同时心脏功能的退化，使得老年人的心脏更容易受到外界刺激，从而引发相应的心脑血管疾病。

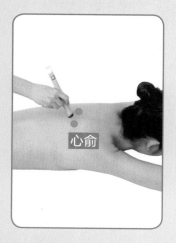 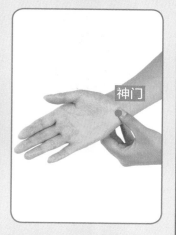 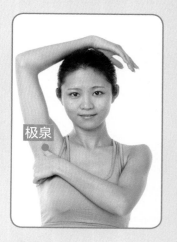

心俞

心俞内应心脏，是心脏之气输注背部之处，具有宽胸理气、调养心脏的功效。艾灸该穴可以刺激气血的运行，促进血液循环，缓解心脏的不适症状。

刺激方法：用艾条温和灸10~15分钟，距离以产生温热感为宜。

神门

神门是心经的原穴，具有补益心气、安定心神的功效。按摩该穴可以刺激心经的经气，调节心经的功能，缓解心悸、失眠、烦躁等症状，有助于保持心脏的健康。

刺激方法：拇指稍用力向下点压对侧手臂的神门，进而旋转揉动，每次3分钟左右。

极泉

极泉是心经的起始穴，与心脏紧密相连，具有宽胸凝神、调理心血管系统的功效。刺激该穴可以保养心脑血管，对改善高血压、动脉硬化引起的心脑血管疾病有一定的效果。

刺激方法：用拇指指腹按压极泉2~3分钟。

温馨提示

保证充足的睡眠, 尽量不熬夜, 让身体得到充分的休息。

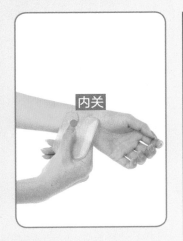

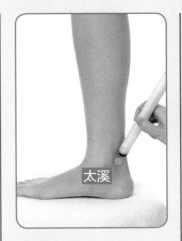

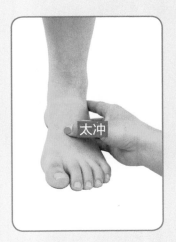

内关

内关是心包经上的穴位, 是改善心脑血管病症的要穴, 具有理气止痛、宁心安神的功效。刮拭该穴可以刺激心包经的气血运行, 缓解心律失常、心绞痛等症状, 有助于心脏的正常工作。

刺激方法: 用刮痧板刮拭内关 1~3 分钟, 力度应适中。

太溪

太溪是肾经的原穴, 每天坚持刺激该穴, 能够促进气血运行, 改善心脑血管供血的情况, 保持心脑血管的健康。

刺激方法: 用艾条温和灸 10~15 分钟, 距离以产生温热感为宜。

太冲

太冲是肝经的原穴, 按摩该穴可以调节肝脏功能, 促进气血运行, 缓解胸闷、胸痛、心悸等症状, 改善心脑血管的功能。

刺激方法: 用拇指指端按压太冲 3 分钟左右。

刺激这些穴位防治老年病

老年病的类型多种多样，步入老年阶段，人体的器官功能逐渐减退。刺激以下穴位可以帮助老年人减轻疾病困扰，延缓衰老速度，让老年人的晚年生活更健康。

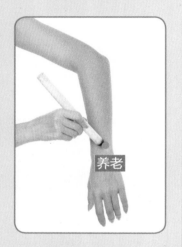 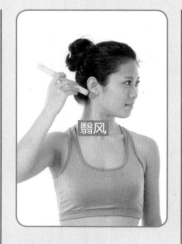 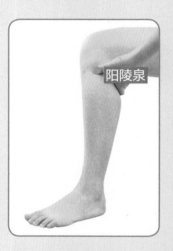

养老

养老是中老年人的保健要穴，具有缓解疼痛、清肝明目、充养阳气的功效。刺激该穴可以舒筋通络，使血液运行更加顺畅，有利于缓解疲劳，改善肌肉劳损。

刺激方法： 用艾条温和灸10~15分钟，距离以产生温热感为宜。

翳风

翳风是三焦经的常用穴位，经常刺激该穴可以聪耳明目，对于耳鸣、耳聋等耳部疾病有很好的缓解作用，配合听会及听宫，效果更好。

刺激方法： 用艾条温和灸10~15分钟，距离以产生温热感为宜。

阳陵泉

阳陵泉是胆经的重要穴位，按摩该穴可以减轻老寒腿、膝关节炎等引起的疼痛，有助于促进血液循环，缓解高血压、动脉硬化等疾病的症状。

刺激方法： 拇指指腹按揉阳陵泉，其余四指并拢托住腿肚，每次按揉3分钟左右。

温馨提示

　　吸烟和饮酒是诱发慢性病的主要危险因素，老年人应该避免吸烟和饮酒。

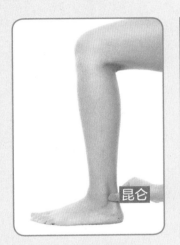

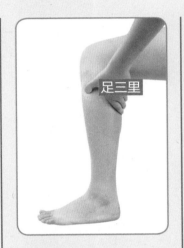

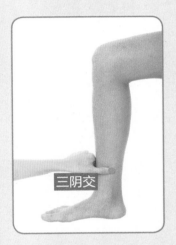

昆仑

昆仑位于人体脚部，属膀胱经，具有清热安神、舒筋活络的功效。按摩该穴能保养膀胱，缓解腰背疼痛，促进脚部血液循环，缓解脚部疼痛及膝盖的不适症状，有利于身体健康。

刺激方法： 拇指指腹按揉昆仑，每次按揉3分钟左右。

足三里

足三里是胃经的合穴，按摩该穴可以调节胃肠道功能，缓解食欲不振、消化不良等症状，增强老年人的食欲；增强免疫力，预防感冒等常见疾病；调节神经系统，缓解失眠症状，帮助老年人更好地入睡。

刺激方法： 拇指指腹按揉足三里，每次按揉3分钟左右。

三阴交

三阴交是三条阴经交会的穴位，有安神的功效，按摩该穴可以改善老年人的失眠症状；调理脾胃功能，缓解食欲不振、腹胀、便秘等症状。

刺激方法： 拇指指腹按压三阴交，每次按压3分钟左右。

每天按一按，明目醒脑不花眼

　　老花眼几乎是每个人到了一定岁数后，都要面对的问题，视力的衰退，也会影响头脑的反应速度，日常按揉以下穴位可以明目醒脑，延缓视力和大脑衰退的速度。

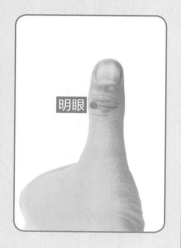

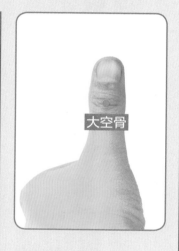

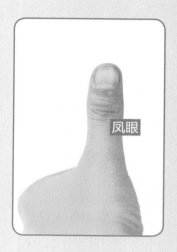

明眼

明眼位于拇指横纹处，按摩该穴可以缓解眼部疲劳和干涩等症状，辅助治疗急性结膜炎、青光眼等眼部疾病。

刺激方法： 以拇指指端掐按明眼，有空即按，不拘次数。

大空骨

大空骨具有退翳明目、祛风泻火的功效。经常按摩该穴，可以用来辅助治疗目痛、迎风流泪、白内障等眼部疾病。

刺激方法： 以拇指指端掐按大空骨，有空即按，不拘次数。

凤眼

凤眼为经外奇穴，主治眼部疾病，可以缓解多种眼病，如白内障、急性结膜炎等老年常见病，经常按摩可有效改善老花眼症状。

刺激方法： 以拇指指端掐按凤眼，有空即按，不拘次数。

温馨提示

揉捏颈部：将双手放在颈部两侧，从上到下反复揉捏颈部肌肉，可以明目醒脑，缓解颈部疲劳和僵硬感。

热敷眼部：用热毛巾敷在眼部，可以促进眼部血液循环，缓解眼部疲劳和干涩感。

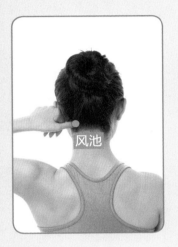

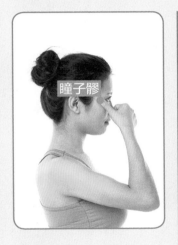

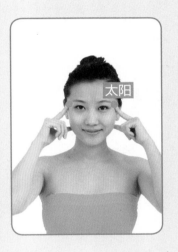

风池

按摩风池，可以起到祛风的作用，有助于缓解风邪引起的疾病，促进颈椎区域的血液循环，有助于缓解颈椎病的症状。

刺激方法： 用拇指指腹按揉风池，每次按揉 3 分钟左右。

瞳子髎

瞳子髎具有疏散风热、明目退翳的功效。按摩该穴可以促进眼部血液循环，改善眼部疲劳、干涩等症状，还可以调节胆经经气，改善胆经功能异常导致的头痛、头晕等症状，具有醒脑作用。

刺激方法： 拇指或食指指腹按于瞳子髎处，每次按揉 3 分钟左右。

太阳

太阳是头部的重要穴位，按摩该穴可以促进头部血液循环，增加脑部供血，刺激脑部神经，增强大脑的功能，有利于大脑的清醒和思维的敏捷。

刺激方法： 拇指或食指指腹按于太阳处，每次按揉 3 分钟左右。

常用保健穴，强筋健骨腿脚好

　　腿脚不便会让老年人的行动大大受限，降低生活质量，常做穴位按摩可以疏通经络，缓解老年人腿脚的不适感。

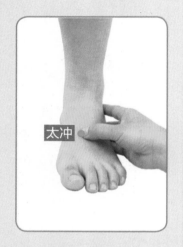

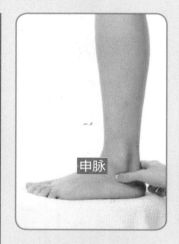

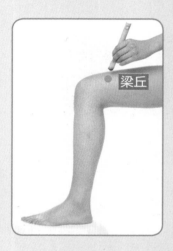

太冲

太冲位于足部，经常按摩该穴，能够有效缓解下肢疲劳、麻木等症状，可起到一定的降压作用，有利于腿部的血液循环。

刺激方法： 拇指指端按压太冲，每次按压3分钟左右。

申脉

申脉是膀胱经的常用穴位，按摩该穴可以祛寒、止痛，促进腿部血液循环，缓解腰腿酸痛、关节痛及踝关节的相关病症，对腿脚健康有着积极的影响。

刺激方法： 拇指指腹按于申脉处，每次按揉3分钟左右。

梁丘

刺激梁丘有助于疏通膝关节周围的经络，缓解膝关节疼痛、肿胀、活动受限等症状，对于膝关节周围的肌肉和韧带损伤也有较好的缓解效果。

刺激方法： 用艾条温和灸10~15分钟，距离以产生温热感为宜。